中老年食疗养生一本全

李春深◎编著

U0222469

天津出版传媒集团

天津科学技术出版社

本书具有让你"时间耗费少，养生知识掌握好"的方法

免费获取专属于你的
《中老年食疗养生一本全》
阅读服务方案

循序渐进式阅读？省时高效式阅读？深入研究式阅读？由你选择！
建议配合二维码一起使用本书

微信扫描二维码
免费获取阅读方案

◆ **本书可免费获取三大个性化阅读服务方案**

1、**轻松阅读**：为你提供简单易懂的辅助阅读资源，每天读一点，简单了解本书知识；

2、**高效阅读**：为你提供高效阅读技巧，花少量时间掌握方法，专攻本书核心知识，快速掌握本书精华；

3、**深度阅读**：为你提供更全面、更深度的拓展阅读资源，辅助你对本书知识进行深入研究，透彻理解，牢固掌握本书知识。

◆ **个性化阅读服务方案三大亮点**

| 时间管理 科学时间计划 | 阅读资料 精准资料匹配 | 社群共读 阅读心得交流 |

★不论你只是想循序渐进，轻松阅读本书，还是想掌握方法，快速阅读本书，或者想获取丰富资料，对本书知识进行深入研究，都可以通过微信扫描【本页】的二维码，根据指引，选择你的阅读方式，免费获取专属于你的个性化读书方案，帮你时间花的少，阅读效果好。

图书在版编目（CIP）数据

中老年食疗养生一本全／李春深编著. - - 天津：天津科学技术出版社，2017.8（2020.9 重印）

ISBN 978 - 7 - 5576 - 2667 - 9

Ⅰ.①中… Ⅱ.①李… Ⅲ.①中老年—食物疗法 ②老年人–食物疗法 ③中年人–食物养生 ④老年人–食物养生 Ⅳ.①R247.1

中国版本图书馆 CIP 数据核字（2017）第 093617 号

中老年食疗养生一本全
ZHONGLAONIAN SHILIAO YANGSHENG YIBENQUAN

责任编辑：王朝闻

出　版：天津出版传媒集团
　　　　　天津科学技术出版社

地　址：天津市西康路 35 号

邮　编：300051

电　话：（022）23332390

网　址：www.tjkjcbs.com.cn

发　行：新华书店经销

印　刷：唐山富达印务有限公司

开本 670×960　1/16　印张 16　字数 300 000
2020 年 9 月第 1 版第 2 次印刷
定价：58.00 元

前　言

　　随着社会的发展，人们生活水平的提高，人均寿命不断延长，中老年人口逐年增加，人口老龄化已成为一个重要的世界性问题。每个中老年人都希望自己拥有一个健康的身体，因为只有拥有健康的体魄，才能拥有一个幸福快乐的晚年。老年人历经生活的艰辛，劳累几十载，需要有一个平静幸福的晚年来安享。而疾病就像一位不速之客，随时随地都有可能降临。既有因为不良的生活方式导致的高血压、高血脂、冠心病、脑卒中、糖尿病等慢性病，也有感冒、头疼、腹泻、失眠、中暑等各种急病。这些疾病不仅影响中老年人的身体健康，更对人们的生活质量造成了一定的影响。

　　许多中老年人生病后都希望有最好的医生、用最好的药物来治疗。但是，健康绝非仅靠医生和药物来维持。想要获得健康的身体，人们不仅要在生病的时候去寻医问药，更要在平时的日常生活中，学会科学利用食物，注意合理饮食和健康生活。

　　食物是人们营养的主要来源，也是人们生存的物质基础。事实证明，食物在一定程度上可以治疗和预防各种疾病，可以改变人们的健康状况。疾病治疗除了依靠药物和临床医疗技术手段外，还需要最基本的饮食营养作为一切临床治疗手段的基础。所谓"三分治，七分养"，如传统医学饮食保健方法中的"谨和五味"，不但对于生理状况下人的五脏和气血等有益，而且在疾病状态下也有治疗作用。因此，中老年为了延缓衰老过程，应以食养为主，尽量以食代药。现代营养学的调查研究也证实，高血压、高血脂、冠心病、脑卒中、糖尿病和肿瘤等与营养相关的慢性病，通过合理的膳食调养，可以起到很好的治疗作用。

　　俗话说"药补不如食补"，食物在人们的生活中，充当着重要的角色，吃对食物有助于人们的日常保健以及促进疾病的康复。生活中常见的小食材，往往对人们的健康有着大功效。新鲜的蔬菜提供人体所必需的多种维生素和矿物质，对人们的日常饮食非常重要；畜肉、禽蛋不仅美味，而且营养丰富，能增强人体抵抗力；各种水产品高蛋白、低脂肪，含有大量人体所必须的微量元素，营养价值极高。而食疗则是将不同类型的食材，依据其自身的性味、功效巧妙地搭配起来，同时加入各种对症中药材，用科学合理的方式进行烹制，充分发挥食物和药材的祛病养生功效，制作出一道道滋补营养、防病祛病的食疗药膳，达到祛病养生的目的。

食疗既方便又实惠，人们乐于接受，而且可以起药物起不到的作用。食疗药膳对中老年人的健康长寿具有十分重要的意义，正确合理的食疗与药膳可以使人长寿。老年人要想保持健康，就一定要懂得一些食疗保健的知识，掌握健康、科学的饮食原则，了解常见食物的药用功效。这就需要有一本科学又实用的必备书做指导，为此我们精心编写了这本书。

书中系统介绍了中老年食疗养生的知识、技巧以及日常食疗养生的具体做法，从而引导中老年人养成科学的饮食习惯，不仅详细介绍中老年饮食营养方面的基础知识，还具体介绍了各种常见的治病养生药膳。

"是药三分毒，求医不如求己"，中老年人要想真正获得不生病的智慧，就必须把健康的基点放在日常饮食上面再加上适当的运动，这样才能得到真正的健康，活出精彩。

目　录

第一篇

中老年食疗养生基础知识

第一章
中老年人要注重食疗养生

中老年人的营养素要求

进入中老年后，人体肌肉组织开始趋向萎缩，基础代谢变低，因此对能量的需求相对有所减少，但对多数营养素需要量并不降低。总的来说，人到中老年，食物的数量由多变少，而质量要求却并不因此降低。

蛋白质

蛋白质是中老年人很重要的营养素，但"量"不宜过多，因中老年人消化力减弱，肾功能降低，主要应注意蛋白质的"质"。优质蛋白质，如肉、蛋、奶、豆制品等，有利于体内蛋白质的合成代谢。中老年人每日可喝250克牛奶，并经常吃点豆腐、豆浆、蛋类、瘦肉等，以保证一定的优质蛋白的摄入。

脂肪

我们摄入的油脂有两种，一种为动物性油脂，如猪、牛、羊油（含饱和脂肪酸较多）；另一种为植物性油脂，如花生油、豆油、菜籽油等（含不饱和脂肪酸较多）。实验证明，在热量不变的前提下，前者可使血清胆固醇含量增加，后者可使血清胆固醇、甘油三酯下降，因此，中老年人应多吃植物油，少吃动物油。中老年人脂肪摄入过多会造成高脂血症，目前有不少中老年人饮食脂肪摄入过高，约占总热量的30%，应适当减少。应该使中老年人食物中的脂肪含量控制在占总热量的20%~25%，而其食物中的胆固醇含量则应限制在每天150~300毫克。

碳水化合物

随着年龄增长，中老年人对糖代谢耐受力减弱。因此，其摄入的碳水合化物应以谷物为主，要尽量减少甜点心、食品和饮料。总的来说，中老年人摄入的碳水化合物宜占总热量的50%~55%，最高不能超过60%。

维生素

维生素是中老年人十分需要的，因为很多维生素以辅酶形式参与代谢过程的催化反应。中老年人的代谢能力下降，而机体老化的种种表现与维生素缺乏有密切的联系。事实上中老年人体内维生素的饱和度也较差。所以，中老年人要注意补充维生素。

维生素 A 对维持上皮组织结构的完整有很大作用；维生素 E 能防止不饱和脂肪酸的过氧化，又能降低血浆胆固醇，改善皮肤弹性，推迟性腺萎缩；维生素 C 可延缓血管硬化过程，增强抵抗力等。此外，维生素 B_1、维生素 B_2 等 B 族维生素也应注意摄取。新鲜绿叶蔬菜、肝、蛋、奶、豆制品等，可提供各种维生素和无机盐。

无机盐

无机盐中最容易缺乏的是钙。由于中老年人钙的吸收率低，对钙的利用及贮存能力差，容易发生钙代谢负平衡。中老年人的多发病——骨质疏松就是饮食中钙供给不足，也是缺乏体育运动的结果。所以，应采取综合防治措施。饮食应注意选用钙高且易吸收利用的食品，如大豆制品、牛奶、绿叶蔬菜、虾皮等，同时要晒太阳，以促进体内维生素 D 的合成。此外，中老年人也常因铁摄入不足导致贫血。同时，中老年人宜保持清淡饮食，应限制食盐的摄入量，最好保持在每天摄入量为 5 ~ 6 克，否则会引起体内水和钠潴留，增加心、肾负担。

纤维素

食物纤维是指植物性食物中不能被消化吸收的那部分物质。如谷皮、麸皮等主要都是由纤维组成的。食物纤维不是人类的必需营养品，但是有些疾病，尤其是中老年人的常见病中很多与饮食中长期缺乏纤维有关，如冠心病、糖尿病、结肠癌、直肠癌、痔疮、便秘等。

中老年人由于咀嚼和消化功能下降，一般膳食较精细，食物纤维的含量很低。因此，中老年人应多吃些纤维食物中的纤维。其可使摄入的热能减少，在肠道内的营养消化吸收下降，因而减肥；纤维中的果胶结合胆固醇木质素可结合胆酸，因此降低了胆固酸，可预防冠心病；纤维中的果胶还可延长食物在肠内停留的时间，降低葡萄糖的吸收速度，有利于糖尿病的改善；纤维素还可促肠胃蠕动，从而防止便秘、预防痔疮和减少致癌物在肠道内停留时间。当然，吃纤维食物也不是多多益善，过多食入可造成肠胀气、腹泻和一些微量元素吸收的降低。

水

人体内水的摄入和排出保持动态平衡。中老年人体内的体液逐步减少，70 岁时约比 25 岁时减少 30%。但中老年人对缺水耐受性差，应注意保持充足的水分。

中老年人的营养侧重点

人到中老年，无论是机体的抵抗力和消化能力均有所下降。这样更加速了人的衰老过程。而营养物质的缺乏已引起人们的关注。在日常饮食中，应侧重摄入以下营养元素。

蛋白质

一般来说，在人体衰老过程中，蛋白质以分解为主、合成减慢。中老年人需要素食，但过度素食也会加速肌肉等组织的衰老退化，中老年人需要加大蛋白质的摄入。中老年人的蛋白质供给量，每日每千克体重 1 ~ 1.5 克为宜。尽管中老年人需要较多的蛋白质，但其消化能力弱、肝肾功能差，所以饮食中植物性蛋白质和动物性蛋白质最好持平。

维生素类

一般中老年人白细胞中的维生素 E 的浓度几乎是年轻人的 1/2，需每天补充 80 毫克才能持平。而维生素 B_6 的浓度就更低了。当这两种维生素浓度降低时，就预示着人的衰老过程加速了。此外，中老年人对于维生素 D 的摄入量也不足。而维生素 B_1、叶酸、维生素 B_{12} 和其他脂溶性维生素等也易引起缺乏。平日可多吃些胡萝卜、鱼肝油、鲜果、猪肝等补充。

无机盐类

中老年人常有骨质疏松症，因此饮食中应增加钙，以保持骨骼强健。营养学家建议，老人应保证每日必需的 1000 毫克钙量。由于中老年人细胞摄取营养物质的能力降低，表现在摄取锌的能力降低达 40%，也可适当地补些锌。

纤维素

在 60 ~ 90 岁的常食肉类中老年人群中，有 30% 的人患有骨质疏松症。而常食素者仅有 18%。所以，在中老年人的膳食中适当增加些素食，对增加健康、延缓衰老均是有益无害的。

中老年人的膳食平衡

人到中老年，应充分考虑其生理特殊性，采取相应的对策，保持中老年人的膳食平衡，才能为其健康长寿打下坚实的基础。

调整热能供给

众所周知，中老年人的活动量大大减少，因此已不需要过多的热能供应，否则容易引起肥胖而给机体带来一系列的慢性病，给健康带来隐患。一般来说，中老年人日常饮食所需总热量在 1500 ~ 2400 千卡。中老年人的饮食需要加以调整，以防热量摄入过多，反倒不益健康。

各类食物应占有的比例平衡

（1）粮谷类、薯类，是碳水化合物的主要来源。中老年人需要充足的碳水化合物，以维持正常的血糖水平，保证中枢神经系统和身体对能量的需要。

（2）中老年人膳食中应注意补充足够的蛋白质食物，每日可食用一定量的豆制品、肉、蛋、鱼、禽、牛奶或豆浆，但应注意不宜过多，否则会增加体内胆固醇的合成。

（3）蔬菜、水果类含有大量的维生素、无机盐和纤维素，对中老年人的健康有重要作用。如维生素 A 能增加中老年人对传染病的抵抗力；维生素 D 可防治中老年人骨质软化和骨质疏松；维生素 E 能防治动脉粥样硬化和心脏病变，促进血液循环，并抗衰老。

（4）油类可延缓胃的排空，增加饱腹感，促进脂溶性的维生素吸收。因此，中老年人吃适量的油是必要的，但不宜过多。

（5）水和盐不宜多食用，多了容易引起水肿、高血压及加重肾脏的负担。每日吃盐不宜超过 5 克；饮水（包括饮料）量为 1500 ~ 2000 毫升即可。

酸碱要平衡

人体的各类营养物质中除含有蛋白质、脂肪、糖和水分以外，还含有各种成分的矿物质。当人体吸收后，由于矿物质的性质不同，在生理上有酸性和碱性的区别。含钠、钾、钙、镁的食物，在生理上称为碱性食物；含磷、硫、氯的食物，在生理上称为酸性食物。一般说，绝大多数绿叶蔬菜、水果、豆类、奶类都属碱性食物；大部分肉、鱼、禽、蛋等动物性食品以及米面及其制品均属酸性食物。如果我们在饮食时，不注意搭配，容易引起人体生理上的酸碱平衡失调。此外，中老年人易患高血压、动脉硬化、胃溃疡、便秘、龋齿等疾病，更应注意饮食中的酸碱合理搭配，保持饮食中的酸碱平衡。这样，对于预防各种疾病和防止衰老有着积极的作用。

中老年人饮食宜注意的要点

由于各器官的衰退、消化功能减弱，抵抗力下降，因此，中老年人的日常膳食应着重注意以下几点。

粗细搭配

中老年人日常的膳食应以碳水化合物淀粉为主，主食调配应以细为主，粗细搭配。某些粗粮比细粮营养价值还高，粗粮要细做，既可提高营养价值，又可调节口味，增进食欲，提高消化率。小米、玉米面、荞麦面、高粱等应经常调配，充分发挥蛋白质的互补作用，同时要采用好烹调方法，减少营养素损失。

荤素搭配

这是副食调配的重要原则。中老年人每千克体重需 1 ~ 1.5 克蛋白质量。一般来说，在平衡膳食中，豆类和动物性蛋白质含量占全部蛋白质供给量的 1/3。中老年人应多吃素食少吃荤食。如果中老年人嗜好食动物性脂肪或动物内脏，如猪肥肉、脑、肝、肾及羊脑、牛脑等，势必使人体摄取的胆固醇增多，从而引起高血压、冠心病、动脉硬化等疾病。所以，少吃荤食，就可降低这些病的发生，最好多吃大豆及豆制品，如豆浆、豆腐、香干、豆酱、豆腐乳等。大豆类食品其蛋白质量按同等重量计算均超过肉类和鸡蛋，是名副其实的高蛋白质营养品。其次鱼类、瘦牛肉、鸡肉等也是摄取蛋白质较好的食品，所含胆固醇低。猪油、羊油等动物油含胆固醇较多，应少食用，最好吃含不饱和脂肪酸多的油，如菜籽油、香油、豆油、花生油等。

糖、脂肪、蛋白质搭配

老年人还应适当吃些食糖、蜂蜜或葡萄糖粉。但不宜过多，每天最多不能超过 100 克。否则会产生胃酸过多、影响食欲，出现腹胀，还可能引起糖尿病。蛋白质是构成机体各种组织的基本成分，是供给热量、维持机体生长发育及修补创伤不可缺少的物质，特别对肝本身的修补和肝细胞的再生尤为重要。

干稀搭配

主、副食最好有干又有稀，避免生硬，应以稀为主，如馒头、锅盔、花卷配玉米粥，凉拌黄瓜配鸡蛋、西红柿等。这样可增加营养，蛋白质可互相补充，易于消化。

适度茶水

中老年人每日饮水量不宜过多，以免增加心脏、肾脏的负担。有的中老年人有大量喝茶的习惯，应有所节制。茶叶中含有单宁、咖啡因、维生素 C 和鞣酸、芳香油，而单宁味涩，具有收敛和杀菌作用，伤寒菌、霍乱菌和赤痢菌，在茶叶中浸数分钟即失去活动力；咖啡因可做兴奋剂、强心剂和利尿剂，绿茶中还含有维生素 C，叶酸有防御坏血症的作用，甚至对减少胃癌发生有益，并有一定的帮助消化和医疗效果。但饮茶要适量、适时。如果浓茶喝得太多，会妨碍胃液的分泌，影响消化机能的正常活动。临睡之前最好不喝茶，以免神经中枢因受刺激而失眠。尤其是心脏病和高血压患者更不宜喝茶，以免刺激脑血管扩张而致心跳加速，使病情加剧。

饮食宜忌

（1）宜清淡、忌油腻。多吃些蔬菜、水果、豆制品、奶制品、鱼等。少吃动物油、油炸食品、动物内脏。

（2）宜稀软、忌生硬。多吃粥和发酵的面制品。少吃烤饼，坚硬食品。

（3）宜少食、忌过饱。宜少食多餐，过饱易增加肠胃负担，容易发胖，影响睡眠。

（4）宜杂食、忌偏食。注意全面营养，多吃五谷杂粮、蔬菜瓜果。切忌只吃精米精面、高蛋白、高脂肪食品。

（5）宜温热、忌冰冷。一年四季，饮食宜温热；忌凉冷，夏季更应注意，不宜满头大汗时吃冷饮，以防病变。

第二章
中老年人要学会四季养生

中老年人春季饮食宜养肝

春季是从传统二十四节气的立春开始，经过雨水、惊蛰、春分、清明、谷雨，到立夏的前一天为止。春季，冰雪消融，阳光柔和，万物复苏。然而，春天又是气候多变的季节，环境变化大，许多病毒、细菌繁殖滋生，容易使肝受侵袭而致病。春季是肝炎的高发季节，中老年人在饮食上要特别注意养肝。

（1）宜"增甘减酸"。春天是肝旺之时，多吃酸性食物会使肝火偏亢，所以春季宜"增甘减酸"，还应少吃辛辣，多吃些青菜、水果等，可酌情选食蜂蜜、大枣、山药、木瓜、枇杷、洋葱、芹菜、大蒜、莲子等。春季的时令蔬菜有香椿、马兰头、荠菜、春笋等，吃些这类食物，可以养阳敛阴，养肝健脾。绿茶也有保护肝脏的作用，可养肝清头目、化痰除烦渴的功效。但肝病病人不宜饮过多过浓的茶。

（2）补宜清与平。到了晚春时，气温渐升高，这时饮食更要注意清淡，不宜吃羊肉、狗肉、麻辣火锅以及辣椒、花椒、胡椒等大辛大热之物。更不可食用温补药物，即使是体质虚弱的病人，也以清补、平补为原则。

养肝食谱

1. 海棠花炒猪肝

材料：海棠花100克，猪肝500克，鸡蛋2只，黄酒50克，葱花20克，生姜15克，酱油、白糖各25克，味精2克，淀粉10克，精制植物油、精盐、胡椒粉各适量。

做法：先将鲜海棠花取瓣洗净。猪肝去筋膜，洗净，切薄片，放入盆里加黄酒、精盐、胡椒粉、味精、葱花、生姜末渍入味。取碗打入鸡蛋，加淀粉调成蛋糊。炒锅上火，放油烧热，将挂糊的肝片下锅炸成金黄色，捞出控油。炒锅上火，放油烧热，下葱花、生姜末偏香，倒入猪肝，加入黄酒、酱油、白糖、精盐、胡椒粉、味精，炒匀后撒上海棠花片，稍炒即成。

功效：芳香怡人，鲜嫩爽口，解毒生津，养肝明目。

2. 枸杞粥

材料：枸杞一份、米三份。

做法：用枸杞一份，入米三份，煮粥。早晚服食，常食甚佳。

功效：补肾益精，养肝明目。治肝肾阴虚、腰膝酸软、头目眩晕、视力减退、遗精，能消渴。

3. 腐竹炒面

材料：面条 200 克，水发腐竹 150 克，黄瓜 100 克，精盐、味精、酱油、醋、葱花、生姜丝、蒜茸、精制植物油各适量。

做法：先将面条下入沸水锅内，煮热捞出过冷开水，沥水备用。腐竹洗净切段。黄瓜洗净切片。油锅烧热，下入葱、生姜、蒜煸香，投入腐竹，加入清水、精盐、酱油、味精、醋，烧至入味，下入面条炒熟，撒上黄瓜片炒几下，出锅即成。

功效：口味鲜香，补心养肝，除热止渴，清肺消痰。

4. 首乌肝片

材料：首乌 20 克，鲜猪肝 250 克，水发木耳 25 克。

做法：首乌洗净煎取浓汁备用。猪肝洗净切薄片，和首乌汁、食盐、淀粉搅拌均匀，另把首乌汁、酱油、绍酒、食盐、醋、湿淀粉和汤汁调和成浓汁。炒锅放油，烧至七八成热，放入拌好的肝片滑透，用漏勺沥去余油，锅内剩油约 50 克，下入蒜片、姜末和木耳，略炒后下入肝片，同时将少许青菜叶下入锅内翻炒几下，倒入已备浓汁炒匀，淋入明油少许，下入葱丝，起锅即成。

功效：补肝肾，益精血，明目乌发。适用于肝肾亏虚，精血不足。症见头昏眼花，视力减迟，须发早白，腰腿酸软等。本方可做慢性肝炎、冠心病、高血压、高脂血症、神经衰弱患者之膳食。健康人常食，可补肝明目乌发，减缓衰老进程。

5. 芝麻糊

材料：黑芝麻 120 克，粳米 60 克，山药 15 克，鲜牛奶 200 克，玫瑰糖 6 克，冰糖 120 克。

做法：芝麻炒香，粳米水泡沥干后炒香，山药洗净切成小粒。然后将芝麻、粳米、山药和牛奶（适当加点清水）拌匀，石磨磨细，滤出细茸。冰糖熔化，纱布滤汁，烧沸后，将芝麻茸慢慢倒入锅内，不断搅动，再加玫瑰糖，搅成芝麻糊后，起锅装盆。每日服一小碗。

功效：滋养肝肾，大补气血。适用于肝肾虚衰，气血不足。症见体弱消瘦，须发早白，肌肤不泽，头晕目眩等。常人服食可增强元气。

中老年人夏季饮食宜养心、脾

夏至之后，我国大部分地区进入盛夏酷暑季节，遍地流火，热浪袭人。此时昼长夜短，暑气灼人，中老年人由于耐受力弱，适应性差，生活活动与外界环境平衡易遭破坏，容易中暑而诱发多种疾病，产生不测，故更要安全度夏。

"长夏宜养脾胃"是中医的传统观点。这是因为，夏季是人体新陈代谢最为活跃的时期，活动量也相对增加和增大，加之夏天昼长夜短，因而体内消耗的能量多，血液循环加快，汗出亦多。在这个季节，心脏的负担是很重的，倘若不注意对心脏的保养，很容易使心脏受到伤害。因此，夏季应多注意对心脏的保养。同时，此时肠道传染病发病率最高，所以，也应注重对脾胃的保护。

夏季饮食宜清淡营养。夏季令人们消化功能较弱，尤其是中老年人消化功能更差。因此，中老年人的饮食应有规律，定时定量，以湿软易消化、清淡富营养为宜，适当多吃些新鲜瓜果、蔬菜及鱼、虾、瘦肉、豆制品等，还可经常吃些绿豆、莲子、藕粉、薏苡仁、荷叶粥等，对夏季风热感冒、高血压患者均有益。少吃油条、烧饼、肥肉等厚味之物，以防生痰、生热、生湿。最好戒烟酒，忌过食生冷食物，如冷饮、冰制品、凉粉、冷菜等，以免损伤脾胃，诱发疾病。此外，夏季食物易腐败变质，故必须注意饮食卫生，严防病从口入。

养心脾食谱

1. 人参粥

材料：人参3克。

做法：煮汁放砂锅内加粳米适量，煮烂即可。

功效：养心脾之气。心慌气短、大便稀溏、少气懒言、身体虚弱之人均可食用。

2. 荔枝酒

材料：鲜荔枝、糯米各2千克，酒曲250克。

做法：先将糯米洗净，蒸熟，沥半干，待冷后倒入酒坛。然后将酒曲研成细末，加入坛中拌匀，密封置保暖处，酿21天后，启封榨去酒渣，即可饮用。每日3次，早午晚各1盅。

功效：补肝益肾，滋养心脾，益气生血。阴虚火旺者不宜用。

3. 地黄甜鸡

材料：生地黄100克，当年嫩母鸡1只（约1千克），饴糖100克，桂圆肉30克，大枣5枚。

做法：鸡宰杀去净毛爪内脏，将地黄等物纳入鸡腹内，隔水清蒸，至鸡肉烂，加少许白糖调味，即可服食。每次尽量，不必多服。

功效：补养心脾肾，补益气血。适用于心脾肾俱亏，气血不足。对心悸自汗头晕、气乏，腹背痛不能久立，精神恍惚，睡眠欠佳，面色萎黄无华或头发黄燥无泽等症有效。常人亦可服用。

4. 黄芪蒸鸡

材料：嫩母鸡1只（约1千克），黄芪30克。

做法：鸡宰杀去净毛爪内脏，纳黄芪于鸡腹内，加上生姜、葱、花椒、绍酒、盐若干，隔水蒸，至鸡肉熟烂，去黄芪姜葱，食鸡肉与汤，每次适量，不可多食。

功效：补脾益气。适用于脾虚气衰。可治体质虚弱、少气懒言、自汗易感冒、头目眩晕、肢体发麻、食少便溏，或久泻脱水、内脏下垂等症。无病常食，强体健身。

5. 八宝饭

材料：核桃肉 50 克，桂圆肉 50 克，莲实 50 克，白扁豆 50 克，薏仁米 50 克，红枣 20 枚，糖青梅 25 克，糯米 500 克，白糖 100 克。

做法：薏仁米、扁豆、莲实温水泡发洗净，莲实去皮除心，红枣洗净泡发，核桃肉炒熟。糯米蒸熟。大碗内涂上猪油，将青梅、桂圆肉、红枣、核桃仁、莲实、白扁豆、薏仁米，在碗底中摆成喜欢的图案。然后把糯米饭加在上面，上笼蒸 25 分钟，取出，把八宝饭扣入大圆盘内即成，食时加糖调味。每次以适量为限，不可过多。

功效：补元气，健脾胃。适用于体质虚弱，元气不足，脾胃运化功能减弱。症见食少便溏，浮肿少气，精神倦怠等。

6. 猪脾粥

材料：猪脾 1 条，熟猪肚 50 克，粳米 100 克，白萝卜 100 克，胡椒粉 1 克，精盐 3 克，味精 1 克，料酒 3 克，麻油 15 克，姜葱末 3 克，清水 1000 克。

做法：将粳米洗净，沥干水。猪脾清洗后，切成豆粒丁。猪肚、白萝卜也切成豆粒大小的丁。麻油下锅，放入猪脾，猪肚、萝卜炒散，烹入料酒并加上精盐、清水、粳米、葱姜末烧开，煮成粥。调入味精，胡椒粉即可。每日 1 次，佐餐食用。

功效：益气健脾，除烦渴。主治神疲乏力，气短懒言，纳少，腹胀，大便稀溏；脾胃阴伤，胃气不足，口干渴烦闷等症。

中老年人秋季饮食宜养肺

秋季一到，天气渐渐变凉，发生咳嗽痰喘的病人较多。一些有咳嗽老病的中老年患者，也容易在秋季犯病。中医根据季节的变化对人体影响的规律，总结出了秋季易损伤肺气的理论。

因此，秋季饮食要注意养肺。饮食宜温和清润为宜。秋天，气候干燥，饮食调理以防燥护阴、滋肾润肺为准。食品应尽量少用椒、葱、韭、蒜之辛辣热燥之物，多用芝麻、糯米、粳米、蜂蜜、甘蔗、乳品等柔润食物，强调暖食，禁忌生冷，多饮开水、淡茶、豆浆等，以益肺胃而生津液，抵御秋燥之侵袭。很多中老年人经过夏日疏泄之后，身体渐虚，为适应冬季的潜藏，宜进补而培其本，可选用龙眼、黑枣、莲子、核桃、银耳之类进行食补。

养肺食谱

1. 沙参心肺汤

材料：猪心肺 1 副，南沙参、北沙参、山药各 100 克，玉竹 30 克，葱 25 克。

做法：心肺洗净，上述药材清水漂洗装入纱布袋内，扎好口，一同下入砂锅内，加葱注入清水，武火烧沸，去沫，改用文火炮至心肺熟透，去药，加食盐少许。吃心肺喝汤，每次适量，不必多服。

功效：补养肺胃。适用于肺胃明虚。症见燥咳咽干，少津，食少，气乏无力，大便燥结，皮肤干燥不润等。

2. 虫草全鸭

材料：冬虫夏草10~20克，老鸭1只，绍酒15克，生姜5克，葱10克。

做法：老鸭宰杀去净毛爪内脏，冲洗干净。虫草纳入鸭腹内，加入酒、姜葱，隔水清蒸，至鸭熟烂，除去药和姜葱，加食盐少许。食鸭与汤，每次适量，不必多服。

功效：补肺补肾。适用于肺肾两虚。症见咳嗽气喘，短气乏力，自汗盗汗，阳痿遗精。一般体质虚弱的人亦可服食。

3. 水晶桃

材料：核桃仁500克，柿饼500克。

做法：将核桃仁、柿饼放入瓷盆内，上笼武火蒸透，时时搅拌，使桃柿融化为一体，然后取出晾冷成冻，用刀切片，装入容器内。每次服3~4块，日服3次。

功效：补益肺肾，止咳平喘。适用于肺肾两虚。症见咳嗽气喘，腰膝酸痛。

4. 鹿茸虫冬酒

材料：鹿茸15克，冬虫夏草10克，天冬6克，低度白酒750克。

做法：先将鹿茸、冬虫夏草、天冬加工成粗末，置容器中，加入白酒，密封，每日振摇数下，浸泡15天后去渣即成。

功效：酒香味厚，补肾壮阳，养肺填精。

5. 猪胰粥

材料：猪胰1具，大米100克，绍酒10克，葱花5克，盐5克。

做法：把猪胰（或用羊胰）洗净，切成3厘米见方的块；大米淘洗干净。把大米、猪胰放入锅内，加水约60毫升，加入葱、盐、绍酒。把盛有原料、调料的锅置武火上烧沸后，再改用文火煮30分钟至米烂即成。此粥可每日早餐食用1次，每次吃猪胰30~50克即可。经常食用。

功效：猪胰味甘，性平。有健脾胃、助消化、养肺润燥之功，此粥有清肺热、止消渴之功效，糖尿病患者宜多食。

中老年人冬季饮食宜养肾

冬季3个月是万物"闭藏"的季节，河水结冰，田地冻裂，到处是阴盛阳衰的现象。中医认为：人体内的阳气发源于肾。因为肾是主管生殖机能的，同时，肾又是贮藏营养精华的脏器，所谓"肾藏精"，就是说肾是机体营养的供给者。当寒冬到来之时，人体需要足够的能量和热量以御寒，倘若肾功能虚弱，自然就会出现"阳气"虚弱的现象。所以，冬季养肾，是中医养生保健的传统思想。

饮食宜进补。冬季寒冷，肌体处于封藏状态，是进补的大好时机，中医学素有"虚则补之""寒则温之""药补不如食补"之说。因此，中老年人的日常膳食要注意温补肾阳，多吃些瘦肉、禽蛋、鱼类、豆类等高蛋白质食品；多食用牛肉、羊肉、狗肉等温热食物。驱寒保暖；多食用含多种维生素的食物，如新鲜蔬菜、水果等，以增加食欲，滋润脏腑和皮肤。但冬季中老年人应特别注意忌食生、冷、硬食等。

养肾食谱

1. 杜仲腰花

材料：川杜仲 10 克、猪肾 1 对。

做法：杜仲洗净，加清水熬成浓汁，加湿淀粉、绍酒、酱油、食盐、白砂糖和味精若干，烧沸备用。猪腰洗净剖开，去筋膜，切成腰花。炒锅在武火上烧热，倒入混合油（猪油、豆油均可），烧油至八成热，放入花椒，投入腰花和葱姜，快速炒散，沿锅边倾下杜仲浓液和醋少许，翻炒均匀，起锅即成。

功效：补肝肾，壮筋骨，降血压。适用于肾虚。症见腰痛，腰肌劳损，尿频而清长、高血压、肾炎以及性功能低下等。正常人服之，强腰肾，健筋骨。

2. 人参枸杞酒

材料：人参 15 克，枸杞子 100 克，熟地 100 克，糖 100 克，白酒 2 千克。

做法：白酒装入酒瓶内（大量可用酒坛），将人参（切片）、枸杞子、熟地放入酒中，加盖密闭浸泡（夏秋高温季节 5~7 天，冬春低温季节15~30天；或隔水加温至30℃），每日摇晃 1 次，泡至药味尽淡，过滤后，加入冰糖，搅拌令溶化，再过滤，至澄清为红黄溶液，静置 10~30 日即可服用。如浸泡 3 个月后服，则效果更佳。每次 10~15 毫升，最大剂量不得超过 20 毫升，每日 1~2次，一天最大剂量不得超过 30 毫升。

功效：补元气，益肝肾，明目乌发，强体健身。适用于各种虚衰劳损。症见病后体虚，贫血，营养不良，神经衰弱，以及食少气乏，腰酸痛，自汗眩晕等。

3. 补肾地黄酒

材料：生地黄 100 克，大豆 200 克，生牛蒡根 100 克。

做法：上述药材装入绢袋，放入酒坛，加酒 2.5 升，密封浸 6 天即成。每日 2 次，每次 1 杯。

功效：补益肾水，祛风利湿，滋养皮肤。

4. 地黄花粥

材料：地黄花 80 克，粟米 100 克。

做法：将地黄花阴干，捣碎为末，每次用 50 克粟米煮粥候熟，将地黄花末加入，搅匀，再煮至沸即可。每日 1 次，每次服用 30 克。

功效：益脾胃，养肾气，除烦热。主治脾胃虚热，反胃呕吐或脾虚泄泻；烦热消渴，口干等症。

5. 荔枝烧葱

材料：荔枝 15 克，葱白 150 克，羊肉 30 克，海米、白糖、酱油、蒜、鲜汤、精盐、醋、精制植物油各适量。

做法：先将葱白洗净切段，入油锅中炸至金黄色捞出，再入开水中烫一下。羊肉洗净切丝，荔枝去皮核洗净。炒锅上火，放油烧热，下入葱丝、蒜煸香，再放入羊肉丝煸熟，下酱油、精盐、醋、白糖、葱段，翻炒几下，盛出。取碗，葱垫底，放入荔枝、肉丝，上笼蒸 10 分钟取出。炒锅上火，放鲜汤、海米，烧沸后浇葱上即成。

功效：鲜嫩可口，健脾养肾。

第二篇

最适合中老年人的养生药膳

第一章

防治贫血的药膳

　　贫血症一般表现为发色黯淡、头昏眼花、心悸失眠等症状。此症长期不治，将形成恶性循环，引起机体免疫力下降，许多疾病也会乘虚而入，人的健康将受到严重威胁。与男性相比，中老年女性更容易患贫血症，这主要是由于女性特殊的生理特点决定的。如生产、引产、流产、刮产、放环、月经过多及崩漏等，均可能使女性出现血虚状况，从而出现面色苍白干黄、头昏眼花、心慌少寐、四肢麻木、大便干燥、脱发白发、耳鸣耳聋、足后跟痛、皱纹过多、面部色斑、月经后期量少色淡、乳汁不足等一系列症状。因此，中老年女性应十分注意日常的饮食保养，有效防止贫血症状的发生。

　　若进行药膳食疗，可在药膳中搭配以下食物：富含优质蛋白质的食物，如蛋类、乳类、鱼虾类、瘦肉类、豆类等；富含维生素 C 的食物，新鲜的水果和绿色蔬菜，如酸枣、杏、橘子、山楂、西红柿、苦瓜、青柿椒、生菜、青笋等；富含铁的食物，如鸡肝、猪肝、牛羊肾脏、海带、黑芝麻、芝麻酱、黑木耳、蘑菇、红糖、油菜、芹菜等；富含铜的食物，如畜肉、动物肝脏、鱼虾、草菇、花生、橄榄、蜂蜜、全麦食品、坚果、豆类等。

　　上述食物日常饮食中应注意调配，尽量做到食物的多样化。另外注意，在贫血期间如服用铁剂时，不要喝茶，以免影响铁的吸收。

粥类药膳14道

荔枝红枣粥

药膳配方

粳米 100 克，荔枝 7 枚，红枣 10 颗，冰糖 10 克，冷水 1000 毫升。

制作程序

1. 荔枝去皮；红枣洗净，去核。

2. 粳米淘洗干净，用冷水浸泡半小时，捞出，沥干水分。

3. 锅中加入约 1000 毫升冷水，将荔枝肉和粳米放入，用旺火烧沸后放入红枣，再改用小火熬煮成粥，下入冰糖拌匀，再稍焖片刻，即可食用。

药膳功效

益气补血，促进血液循环，防治贫血。

红枣黑豆粥

药膳配方

糯米 150 克，黑豆 40 克，红枣 10 颗，红糖 30 克，冷水 1500 毫升。

制作程序

1. 将黑豆、糯米淘洗干净，用冷水浸泡 3 小时，捞起，沥干水分。

2. 红枣洗净，去核。

3. 锅中加入约 1500 毫升冷水，将黑豆、糯米放入，用旺火烧沸，然后改用小火熬煮 10 分钟。

4. 将红枣加入粥中，继续熬煮约半小时，待米烂豆熟时，调入红糖，再稍焖片刻，即可盛起食用。

药膳功效

生血乌发，补肾强身，除湿利水，抗老延年，防治贫血症。

猪红鱼片粥

药膳配方

粳米 100 克，熟猪红（猪血）300 克，鲩鱼肉 100 克，瑶柱 15 克，腐竹 20 克，酱油 10 克，姜丝 2 克，葱末 3 克，胡椒粉 1 克，盐 1.5 克，冷水适量。

制作程序

1. 粳米洗净，用少许盐、酱油拌匀，与腐竹、瑶柱一起放入沸水锅中，用小火同煮。

2. 熟猪红洗净，用刀削去上层浮沫和下层的沉淀，切成小方块。

3. 鲩鱼肉切成薄片，用酱油、姜丝拌匀。

4. 粥约煮 40 分钟后，将猪红块、姜丝放入，用盐调味，烧沸时放入鲩鱼片，待再烧沸时即可盛起，食用时加入胡椒粉、葱末等调味即可。

药膳功效

补血、明目、润燥，防治贫血症。

鲤鱼阿胶粥

药膳配方

糯米 100 克，鲤鱼 200 克，阿胶 20 克，葱末、姜丝各 3 克，桂皮 2 克，盐 1 克，冷水 1000 毫升。

制作程序

1. 糯米淘洗干净，用冷水浸泡 3 小时，捞出，沥干水分。

2. 鲤鱼刮鳞去鳃，去除内脏，洗净后切块，放入锅中，加入适量冷水煎汤。

3. 糯米放入锅中，加入冷水约 1000 毫升，用旺火烧沸，放入阿胶、鱼汤和桂皮，用小火慢煮，等糯米熟烂、汤汁浓稠时，放入葱末、姜丝、盐调味，即可盛起食用。

药膳功效

补血止血，滋阴润肺，常用于治疗贫血、吐衄崩漏、阴虚燥咳等症。

阿胶白皮粥

药膳配方

糯米 100 克，阿胶、桑白皮各 15 克，红糖 10 克，冷水 1000 毫升。

制作程序

1. 将桑白皮用冷水洗净，放入砂锅，加冷水适量，煎浓汁，取汁两次，备用。

2. 糯米洗净，用冷水浸泡 3 小时后沥干水分，放入锅中，加入约 1000 毫升冷水，先用旺火烧沸后，再改用小火慢煮。

3. 粥将成时倒入药汁、阿胶，继续熬煮至糯米软烂，以红糖调味，即可盛起食用。

药膳功效

补血止血，滋阴润肺，常用于治疗血虚证、阴虚证及吐衄崩漏等出血证。

芝麻小米粥

药膳配方

小米 150 克，黑芝麻粉 30 克，白糖 20 克，冷水 1000 毫升。

制作程序

1. 小米淘洗干净，用冷水浸泡半小时，捞起，沥干水分。

2. 将小米放入锅内，加入约 1000 毫升冷水，先用旺火烧沸，然后转小火熬煮。

3. 小米烂熟以后加入白糖调味，缓缓下入黑芝麻粉，搅拌均匀，即可盛起食用。

药膳功效

补血养心，补中养神，可以帮助大脑获得充分休息。

黑芝麻红枣粥

药膳配方

粳米 150 克，黑芝麻粉 20 克，红枣 8 颗，白糖 30 克，冷水 1500 毫升。

制作程序

1. 黑芝麻下入锅中，用小火炒香，研成粉末，备用。

2. 粳米淘洗干净，用冷水浸泡半小时，捞出，沥干水分；红枣洗净去核。

3. 锅中加入约1500毫升冷水，放入粳米和红枣，先用旺火烧沸，然后改用小火熬煮，待米粥烂熟时，调入黑芝麻粉及白糖，再稍煮片刻，即可盛起食用。

药膳功效

养肤、乌发、补血、明目、补肝肾、祛风、润肠、生津。

芝麻蜂蜜粥

药膳配方

粳米100克，黑芝麻30克，蜂蜜20克，冷水1000毫升。

制作程序

1. 黑芝麻下入锅中，用小火炒香，出锅后趁热研成粗末。

2. 粳米淘洗干净，用冷水浸泡半小时，捞起，沥干水分。

3. 锅中加入约1000毫升冷水，放入粳米，先用旺火烧沸，然后转小火熬煮至八成熟时，放入黑芝麻末和蜂蜜，再煮至粳米烂熟，即可盛起食用。

药膳功效

护肝排毒，补血养心。

黑芝麻甜奶粥

药膳配方

粳米100克，鲜牛奶250克，熟黑芝麻30克，白糖10克，冷水1000毫升。

制作程序

1. 粳米洗净，用冷水浸泡半小时，捞出放入锅中，加入约1000毫升冷水，先用旺火烧沸后，再改用小火慢慢熬煮。

2. 粥将成时加入鲜牛奶，上中火烧沸，再加入白糖搅匀，最后撒上熟黑芝麻，出锅装碗即可。

药膳功效

补血补钙，润肺益胃，安神益智，生津润肠。

乌鸡糯米粥

药膳配方

净乌鸡1只，糯米150克，葱段5克，姜2片，盐2克，味精1.5克，料酒10克，冷水适量。

制作程序

1. 糯米淘洗干净，用冷水浸泡2～3小时，捞出，沥干水分。

2. 将乌鸡冲洗干净，放入开水锅内氽一下捞出。

3. 取锅放入冷水、乌鸡，加入葱段、姜片、料酒，先用旺火煮沸，再改用小火煨煮至汤浓鸡烂，捞出乌鸡，拣去葱段、姜片，加入糯米，用旺火煮开后改小火，续煮至粥成。

4. 把鸡肉拆下撕碎，再放入粥内，用盐、味精调好味，即可盛起食用。

药膳功效

滋阴壮阳，养气补气，养血补血，可用于治疗贫血症。

黄芪红糖粥

药膳配方

粳米 100 克，黄芪 30 克，红糖 30 克，陈皮 6 克，冷水适量。

制作程序

1. 将黄芪洗净切片，放入锅中，加入适量冷水煎煮，去渣取汁。

2. 陈皮用冷水润透，切丝。

3. 将粳米淘洗干净，浸泡半小时后捞出，与陈皮丝一起放入锅中，再倒入黄芪汁，加冷水适量，煮至粳米烂熟，下入红糖拌匀即成。

药膳功效

补血调经，行气益血，适用于贫血症。

大蓟粥

药膳配方

粳米、大蓟各 100 克，葱末 3 克，盐 2 克，味精 1 克，香油 2 克，冷水适量。

制作程序

1. 将大蓟择洗干净，入沸水锅焯一下水，再用冷水浸去苦味；捞出切细。

2. 粳米淘洗干净，用冷水浸泡半小时，捞出。

3. 取砂锅加入冷水、粳米，先用旺火煮沸，再改用小火煮，至粥将成时加入大蓟，待滚，用盐、味精调味，撒上葱末、淋上香油，即可食用。

药膳功效

清热解毒，活血散瘀，止血治带，适用于血热出血，如吐血、呕血、尿血及贫血症等。

石榴花粥

药膳配方

粳米 100 克，石榴花 5 朵，白糖 60 克，冷水适量。

制作程序

1. 粳米淘洗干净，用冷水浸泡半小时，捞出。

2. 将石榴花脱下花瓣，择洗干净。

3. 取锅放入冷水、粳米，先用旺火煮开，然后改用小火熬煮，至粥将成时加入石榴花、白糖，再略煮片刻，即可盛起食用。

药膳功效

生血乌发,可防治贫血、便血、脱肛、带下、崩漏、滑精、肠炎、细菌性痢疾。

益母草粥

药膳配方

粳米、益母草嫩茎叶各100克,葱末5克,盐2克,味精1克,香油6克,冷水适量。

制作程序

1. 将益母草择洗干净,入沸水锅内焯过,再用冷水漂洗干净,细切。

2. 粳米淘洗干净,用冷水浸泡半小时,捞出,沥干水分。

3. 取炒锅上火,放入香油烧热,下葱末煸香,再放入益母草煸炒,起锅待用。

4. 取锅放入冷水、粳米,先用旺火煮开,然后改用小火熬煮,至粥将成时加入益母草,候再沸,用盐、味精调味即可。

药膳功效

补血调经,活血祛瘀,可用于防治贫血。

汤类药膳 17 道

黑芝麻当归汤

药膳配方

黑芝麻、当归各250克,红糖少许。

制作程序

黑芝麻、当归分别炒熟,研成细末,加红糖拌匀,贮存备用。每次取1匙,用沸水冲成汤汁服用。

药膳功效

益气补血,促进血液循环,防治贫血。

莲藕枣栗鸭架汤

药膳配方

鸭肉125克,红枣10克,莲子10克,莲藕50克,栗子20克,香菇3个,鸭骨架高汤500克,姜、盐、料酒各少许。

制作程序

1. 将莲藕洗干净,切成片状;莲子若买干的,要先泡水2小时;干香菇和栗子先泡水30分钟。

2. 先以鸭骨架熬煮出高汤,加热至滚沸,加入其他配料一起煮。待再次滚沸后调文火继续煲煮 1 小时。

3. 鸭肉熟软后，加入盐和料酒来提香调味即可。

药膳功效

生血乌发，补肾强身，除湿利水，抗老延年，防治贫血症。

甘蔗梢红花汤

药膳配方

甘蔗梢 1 把，红花 5 克，料酒适量。

制作程序

1. 将甘蔗梢洗净切碎，与红花一起放入锅内，加水以文火熬汤。

2. 汤成后去药渣留汤，将料酒调入汤内即可。

药膳功效

滋阴凉血，调经祛瘀，防治贫血。

红枣归圆猪皮汤

药膳配方

红枣 15 颗，猪皮 500 克，当归 20 克，桂圆肉 30 克，盐少许，冷水 2000 毫升。

制作程序

1. 红枣去核，洗净；当归、桂圆肉洗净。

2. 尽量剔除黏附在猪皮上的脂肪，切块，洗净，飞水。

3. 瓦煲内注入冷水 2000 毫升，煮沸后加入以上用料，煲滚后改用文火煲 3 小时，加盐调味即可。

药膳功效

补血、明目、润燥，防治贫血症。

注意事项

高脂血症、高血压、冠心病患者不宜多用。

节瓜小豆煲鸭汤

药膳配方

鸭肉 600 克，鱿鱼干 50 克，节瓜 1000 克，赤小豆 100 克，白果 50 克，蜜枣 5 颗，香油、盐适量，冷水 3000 毫升。

制作程序

1. 鸭子宰杀干净，取其肉，斩成大块，用开水烫煮后漂净；鱿鱼干浸透洗净，切成中块。

2. 节瓜刮皮后洗净，切成中块；白果去壳、去衣、去心后和赤小豆、蜜枣分别淘洗干净。

3. 煲内放进 3000 毫升冷水,置于炉火上,待水开后将所有用料倒进煲内。先用武火煲 30 分钟,再用中火煲 60 分钟,后用文火煲 90 分钟即可。

4. 煲好后,取出药渣,放香油、盐调味,咸淡随意。

药膳功效

补血止血,滋阴润肺,常用于治疗贫血、吐衄崩漏、阴虚燥咳、浮肿等症。

金针鸡丝汤

药膳配方

鸡肉 150 克,金针菜 60 克,冬菇 3 个,木耳 30 克,葱白 1 根,植物油、盐少许。

制作程序

1. 金针菜、木耳、冬菇用清水浸软,洗净,冬菇切成丝。

2. 鸡肉洗净,切丝,用油拌过;葱洗净,切葱花。

3. 把金针菜、冬菇、木耳放入开水锅内,文火煲沸几分钟,再放入鸡肉丝煲至熟,放葱花调味食用。

药膳功效

养肤乌发,补血明目,补肝肾,祛风润肠,生津通乳。

沙参玉竹节瓜汤

药膳配方

沙参 10 克,玉竹 10 克,节瓜 250 克,猪骨 200 克,花生 30 克,红枣 4 颗,姜 2 片,盐适量,冷水适量。

制作程序

1. 洗干净沙参、玉竹和花生;红枣去核后洗干净;节瓜去皮洗干净,切厚块。

2. 洗干净猪骨,氽烫后再冲洗干净。

3. 煲滚适量水,放入沙参、玉竹、节瓜、猪骨、花生、红枣和姜片,水滚后改文火煲约 2 小时,下盐调味即成。

药膳功效

补血补钙,润肺益胃,安神益智,生津润肠。

白果冬瓜汤

药膳配方

白果 50 克,冬瓜 500 克,猪棒骨 500 克,料酒 10 克,姜 5 克,葱 10 克,盐 3 克,味精 2 克,胡椒粉 2 克,冷水 2500 毫升。

制作程序

1. 将白果去壳、去心,洗净;猪棒骨洗净,敲破;冬瓜洗净,连皮切 2 厘米宽、4 厘米长的块；姜切片，葱切段。

2. 将白果仁、猪棒骨、冬瓜、料酒、姜、葱同放炖锅内，加水 2500 毫升，武火烧沸，再用文火炖煮 35 分钟，加入盐、味精、胡椒粉调味即成。

药膳功效

补血养心、补中养神，可以帮助大脑获得充分休息。

橘皮鹌鹑汤

药膳配方

橘皮 6 克，白瓜子 6 克，桃花（鲜品）30 克，鹌鹑 2 只，料酒 10 克，姜 5 克，葱 10 克，盐 3 克，味精 2 克，胡椒粉 2 克，香油 20 克，冷水 1800 毫升。

制作程序

1. 将橘皮去白，洗净，切成细丝；白瓜子洗净，去杂质；桃花洗净，用水泡 1 小时，捞起，沥干水分；鹌鹑宰杀后，去毛、内脏及爪；姜切片，葱切段。

2. 将橘皮、白瓜子、桃花、鹌鹑、料酒、姜、葱同放炖锅内，加水 1800 毫升，置武火上烧沸，再用文火炖煮 35 分钟，加入盐、味精、胡椒粉、香油调味即成。

药膳功效

益气补血，促进血液循环，防治贫血。

赤小豆驴胫骨汤

药膳配方

赤小豆 230 克，驴胫骨 300 克，料酒 10 克，姜 3 克，葱 10 克，盐 3 克，鸡精 3 克，鸡油 30 克，胡椒粉 3 克，冷水 2800 毫升。

制作程序

1. 将赤小豆去泥沙，洗净；驴胫骨洗净，敲破；姜切片，葱切段。

2. 将赤小豆、驴胫骨、料酒、姜、葱同放炖锅内，加入冷水 2800 毫升，置武火烧沸，再用文火炖煮 43 分钟，加入盐、鸡精、鸡油、胡椒粉即成。

药膳功效

滋阴壮阳，养气补气，养血补血，可用于治疗贫血症。

红枣百合凤翅汤

药膳配方

鸡翅 4 只，百合 30 克，红枣 10 颗，鸡高汤、姜、葱、料酒、盐各适量。

制作程序

1. 将鸡翅洗干净，每只剁成 2~3 节。

2. 将预先准备好的鸡高汤加热煮沸，加入鸡翅百合、红枣、姜片等。汤再度滚沸后，调成文火继续煲煮 1 小时。待鸡翅熟软后，加进盐、料酒和葱花即可。

药膳功效

补血悦色，适用于治疗贫血、妇女月经过多及功能性子宫出血等症。

红枣莲子鸡腿汤

药膳配方

红枣10颗，鸡腿2只，薏仁20克，莲子15克，姜、盐少许，开水适量。

制作程序

1. 将薏仁泡水4小时，备用；若用干的莲子，也需先泡水2小时（新鲜莲子则不必泡水），莲心应去除，避免苦涩。

2. 鸡腿洗净，剁成块状。

3. 以汤锅将开水煮沸，加进薏仁、莲子、红枣、鸡腿、姜片，炖煮30分钟至1小时。待鸡肉熟软后，在汤里加进适量盐调味即可。

药膳功效

补血调经，行气益血，适用于贫血症。

猪肋骨天门冬汤

药膳配方

带肉的猪肋骨（或排骨）250克，老豆腐50克，天门冬15克，葱、盐、胡椒粉少许，冷水适量。

制作程序

1. 将天门冬切成薄片。

2. 将带肉的猪肋骨冲洗干净，去掉凝结的油脂块，豆腐切块。

3. 以汤锅烧煮开水，沸腾后加入天门冬、猪肋骨。水再度滚沸后，调文火煲煮约1小时。先将天门冬的残渣捞除，查看猪肋外肉是否已熟软，待熟软再加入豆腐块、盐，继续炖煮30分钟后加葱花和胡椒粉即可。

药膳功效

补血调经，行气益血，适用于贫血症。

白及红枣炖猪肚

药膳配方

白及15克，红枣6颗，猪肚1副（1000克），料酒10克，姜5克，葱10克，盐3克，味精2克，胡椒粉2克，香油20克，冷水2800毫升。

制作程序

1. 将红枣洗净，去枣核；猪肚洗净，切成2厘米宽、4厘米长的块；白及洗净，润透，切成薄片；姜切片，葱切段。

2. 将白及、红枣、猪肚、姜、葱、料酒同放炖锅内，加水2800毫升，武火烧沸，再用文火炖煮 45 分钟，加入盐、味精、胡椒粉、香油调味即成。

药膳功效

补血调经，活血祛瘀，可用于防治贫血。

女贞首乌汤

药膳配方

女贞子 12 克，旱莲草 15 克，何首乌 25 克，熟地黄 5 克，山萸肉 10 克，炙甘草 5 克，当归、白芍、细辛各 6 克，黑芝麻 30 克，黑豆 20 克，羊头 1 只，羊肉 500 克，羊骨 1000 克，姜、葱各 10 克，料酒 15 克，盐、味精各 5 克，冷水适量。

制作程序

1. 将贞子、旱莲草等 9 味中药用纱布袋装好扎紧口；羊肉洗净，切 4 厘米见方的块；羊头、羊骨打破；黑豆炒熟，黑芝麻炒香；姜切片，葱切段。

2. 将羊肉、羊骨、羊头、药包、黑豆、黑芝麻、姜、葱、料酒同时放入炖锅内，加水适量，置武火上烧沸，再用文火炖煮 50 分钟，加入盐、味精即成。

药膳功效

本方具有滋补肝肾、生精止血的功效，可用于治疗贫血、崩漏带下等症。

枸杞天麻肉片汤

药膳配方

枸杞 25 克，天麻 25 克，猪瘦肉 300 克，生姜 2 片，红枣 4 颗，植物油、盐、姜汁、料酒、生抽、白砂糖、生粉少许，冷水适量。

制作程序

1. 将盐、姜汁、料酒、生抽、白砂糖各少许和适量生粉拌匀，调成腌料，备用。

2. 拣选新鲜猪瘦肉，用清水洗干净，抹干水，切成薄片，加入腌料拌匀，腌透入味，备用。生姜和红枣分别用清水洗干净，红枣去核。在中药店选购已经炮制好的天麻，用清水稍冲洗。

3. 姜、植物油起锅，爆炒肉片，加入适量冷水、生姜片、红枣、枸杞和天麻，先用文火煲开，然后改用中火继续煲 30 分钟左右，以少许盐调味即成。

药膳功效

生血乌发，可防治贫血、便血、脱肛、带下、崩漏、滑精、肠炎、细菌性痢疾。

鸡蛋首乌汤

药膳配方

何首乌 70 克，桑寄生 50 克，鸡蛋 3 只，白糖 20 克，冷水适量。

制作程序

1. 将何首乌、桑寄生、鸡蛋洗净后一同放入砂锅内，加冷水适量。

2. 武火煮沸后，文火煲煮40分钟，捞起鸡蛋去壳，再放入锅内煲40分钟，加白糖，煲沸即可饮汤食蛋。

药膳功效

滋补肝肾、精止血，可治疗贫血、肾虚遗精、崩漏带下等症。

羹类药膳14道

核桃豆腐羹

药膳配方

核桃仁100克，豆腐2块，酱油6克，香油2克，高汤200克，开水适量。

制作程序

1. 核桃仁洗净，下入锅内，用小火干炒，炒熟后用汤匙压碎。

2. 豆腐切小丁，放入开水中焯一下水，入锅，加高汤炖煮约15分钟，然后加入酱油，再煮约5分钟。

3. 起锅前淋入香油，撒下核桃屑，拌匀即可。

药膳功效

本方具有益气、补血、壮骨之功效，可防治贫血和骨质疏松。

鸭血荠菜羹

药膳配方

鸭血100克，荠菜30克，熟冬笋10克，熟火腿10克，胡椒粉2克，鸡蛋清2个，盐3克，鸡精2克，香油5克，水淀粉20克，高汤1000克，冷水适量。

制作程序

1. 荠菜洗净泥沙，入沸水锅氽至断生，捞起沥干水分后切成颗粒；鸭血切成5厘米长、2毫米宽的丝；熟冬笋、熟火腿均切成4厘米长、2毫米宽的丝，入沸水锅氽一下去腥味，捞起沥干水分。

2. 炒锅置火上，注入高汤，下熟火腿丝、冬笋丝、鸭血丝，烧沸去尽浮沫后调入盐、鸡精、胡椒粉，下荠菜粒、鸡蛋清，拌匀后用水淀粉勾芡，淋上香油，起锅装汤碗内即可。

药膳功效

补血、明目、润燥，防治贫血症。

白发齐眉羹

药膳配方

水发发菜 100 克，水发粉丝 50 克，熟冬笋丝 25 克，韭黄段 20 克，鸡蛋清 50 克，猪瘦肉丝 80 克，水发香菇丝 20 克，味精 1 克，盐 4 克，料酒 6 克，胡椒粉 1 克，葱花、姜末各 3 克，水淀粉 10 克，熟大油 15 克，鸡汤 500 克，冷水适量。

制作程序

1. 炒锅置旺火上，下入适量熟大油烧热，加入葱花、姜末煸炒出香味，加入适量冷水、盐，烧沸后去掉葱、姜，加入发菜和少许料酒稍煮片刻，取出发菜沥干水分。

2. 笋丝、香菇丝、粉丝放入沸水锅中煮 1 分钟，取出沥干。

3. 猪肉丝用少许水淀粉拌匀。炒锅洗净，重新置旺火上，加入熟大油烧至六成热，加入猪肉丝划散，取出沥干油分。

4. 炒锅内留少许油烧热，加入料酒、鸡汤、发菜、笋丝、香菇丝、粉丝、猪肉丝，烧沸后用水淀粉勾芡，加入鸡蛋清、盐、味精、胡椒粉、韭黄，再稍焖片刻，即可盛起食用。

药膳功效

生血乌发，补肾强身，除湿利水，抗老延年，防治贫血症。

猪血归蓉羹

药膳配方

猪血 150 克，当归 6 克，肉苁蓉 15 克，熟大油 4 克，葱白 5 克，盐 2 克，味精 1.5 克，香油 3 克，冷水适量。

制作程序

1. 将当归、肉苁蓉洗净，放入锅内，注入适量冷水，煮取药液。

2. 将猪血整理干净，切成块，加入药液中煮熟，放入熟大油、葱白、盐、味精拌匀，食用时淋上香油即可。

药膳功效

补血止血，滋阴润肺，常用于治疗贫血、吐衄崩漏、阴虚燥咳、浮肿等症。

肉末鸭血羹

药膳配方

鸭血 400 克，猪里脊肉 60 克，姜末 2 克，蒜末 1 克，葱末 2 克，盐 1 克，酱油 4 克，胡椒粉 1 克，料酒 8 克，味精 2 克，沙拉油 40 克，湿淀粉 25 克，高汤 800 克。

制作程序

1. 鸭血洗净，切成 3 厘米见方的块，入沸水锅汆一下去腥味，捞起沥干水分。

2. 猪里脊肉去筋膜，洗净，剁成肉末待用。

3. 炒锅置火上，加沙拉油烧至五成热，下肉末、姜末、蒜末煸炒至香并呈金黄色后，加入高汤，放入鸭血块，下盐、酱油、胡椒粉、味精、料酒调味，烧熟入味后用湿淀粉勾芡收汁，起锅装煲，撒上葱末即可。

药膳功效

养肤、乌发、补血、明目、补肝肾、祛风、润肠、生津。

百合花鸡蛋羹

药膳配方

鲜百合花 25 克，鸡蛋 4 只，菠菜叶 30 克，水发玉兰片、水发银耳、水发黑木耳各 20 克，香油 3 克，沙拉油 8 克，湿淀粉 30 克，料酒 10 克，盐 4 克，味精 2 克，葱末 3 克，胡椒粉 2 克，素高汤 200 克，冷水适量。

制作程序

1. 鲜百合花择洗干净，用开水烫一下捞出；蛋清、蛋黄分别打入两个碗里，每个碗内放入适量盐、味精、胡椒粉，腌拌均匀。

2. 炒锅上火，放入适量冷水烧沸，下入鸡蛋清，待浮起时捞出控水，再放入鸡蛋黄，待熟后也捞出控水。

3. 坐锅点火，下沙拉油烧至五成热时，放葱末炒香，加入素高汤、玉兰片、银耳、黑木耳、百合花烧沸，加入料酒、盐、味精调味，放入蛋清、蛋黄、菠菜叶，用湿淀粉勾芡，最后淋上香油，出锅即成。

药膳功效

滋阴润燥，补气养血，健脑益智，可用于治疗贫血症。

南瓜花瘦肉羹

药膳配方

南瓜花 100 克，猪瘦肉 150 克，生姜 2 片，淀粉 5 克，料酒 4 克，味精 2 克，酱油 6 克，盐 1.5 克，香油 3 克，冷水适量。

制作程序

1. 将雄蕊南瓜花连柄一起采摘，去花萼，花柄，洗净。

2. 猪瘦肉切片，加入淀粉、料酒、味精腌渍 15 分钟。

3. 锅内加入适量冷水，置于火上，下入猪瘦肉片与姜片，共煮至熟烂。

4. 南瓜花入锅，再煮 20 分钟，加入盐、香油、酱油调匀，即可盛起食用。

药膳功效

补血养心，补中养神，可以帮助大脑获得充分休息。

银耳瘦肉羹

药膳配方

银耳 25 克，猪瘦肉 150 克，冬菇 10 克，鸡蛋 1 只，香菜 1 棵，姜 1 片，盐 2 克，生抽 6 克，白糖 3 克，湿淀粉 25 克，沙拉油 10 克，高汤 1000 克，冷水适量。

制作程序

1. 将银耳用温水浸泡 1 小时，去蒂，撕成小朵，放入开水中煮 2 分钟，捞起，沥干水分；猪瘦肉洗净剁碎；鸡蛋打入碗内，用筷子搅匀；冬菇浸软洗净，切粒；香菜择洗干净，切末。

2. 锅置火上，下沙拉油烧热，放入姜片爆香，加入高汤煮开，下银耳、冬菇粒煮 10 分钟，放入猪瘦肉，下盐、生抽、白糖调味，然后用湿淀粉勾芡，加入打好的鸡蛋液拌匀，盛入汤碗中，撒上香菜末即成。

药膳功效

清热润燥，补血止血，能够防治贫血。

紫菜竹荪羹

药膳配方

紫菜 20 克，竹荪 6 棵，水发香菇 8 个，盐 1.5 克，白糖 2.5 克，鸡精 1 克，淀粉 5 克，白醋 2 克，沙拉油 6 克，胡椒粉 1 克，香油 3 克，鸡汤 400 克，冷水适量。

制作程序

1. 紫菜洗净，用冷水浸泡去腥，捞起备用；香菇用冷水浸软，去蒂，切丝；竹荪洗净，放入滚水中氽烫，过一下冷水，捞起，放入稀释的白醋中浸泡约半小时，然后用冷水冲去醋味，再捞起切碎。

2. 炒锅入沙拉油烧热，放入竹荪碎、香菇丝及紫菜，加入鸡汤煮滚，再加入盐、白糖、鸡精等调味，倒入煲内再煨约 10 分钟。

3. 将淀粉加适量冷水调匀，入锅勾稀芡，然后撒上胡椒粉、淋入香油即成。

药膳功效

补血悦色，适用于贫血、妇女月经过多及功能性子宫出血。

芡实蒸蛋羹

药膳配方

芡实 50 克，鸡蛋 4 只，鸡肉 100 克，青虾 10 只，香菇 5 个，柚子 1 个、芹菜各 20 克，料酒 5 克，盐 2 克，酱油 6 克，鸡汤 300 克，冷水适量。

制作程序

1. 芡实洗净，用温水浸泡 2 小时，放入锅中，加入鸡汤，再用小火煎煮约

1小时，离火备用。

2. 青虾剥壳，去泥肠，鸡肉切成细丁，共放入一只大碗内，用料酒、柚子汁、少许盐浸渍备用；香菇泡发回软，去蒂，洗净切丁，也放同一碗内。

3. 芹菜切成3厘米的长条，下入沸水锅中烫熟。

4. 鸡蛋打入另一碗内，搅散后与芡实汤混合均匀，加盐、酱油等调好味，将其中八成倒入大碗内，留下两成备用。

5. 将大碗放入蒸笼内，用小火蒸至蛋液有凝结现象时，将留下的两成蛋汁浇在上面，并放上芹菜条，继续蒸5分钟即成。

药膳功效

生血乌发，可防治贫血、便血、脱肛、带下、崩漏、滑精、肠炎、细菌性痢疾。

草原牛奶羹

药膳配方

嫩玉米粒50克，麦片40克，葡萄30克，西瓜50克，猕猴桃1个，橙子1个，鲜牛奶250克，白糖15克，湿淀粉30克，蜂蜜10克，冷水适量。

制作程序

1. 猕猴桃、葡萄、西瓜、橙子分别切成丁备用。

2. 把鲜牛奶倒入锅中，加白糖搅拌，置于火上，放入玉米粒和麦片，边搅动边用湿淀粉勾芡，调成羹状。

3. 出锅后将切好的水果丁摆在上面，滴几滴蜂蜜，即可盛起食用。

药膳功效

滋补肝肾，添精止血，清热补钙，可治疗贫血、肾虚等症。

虾仁节瓜蓉羹

药膳配方

节瓜200克，草菇40克，虾仁80克，净蟹肉20克，蛋清15克，姜1片，葱1根，盐1.5克，白糖3克，粟粉5克，料酒2克，胡椒粉1克，高汤200克，冷水适量。

制作程序

1. 节瓜洗净去皮，切成块，用搅拌器搅成蓉状；草菇、葱洗净切粒；虾仁去泥肠，洗净。

2. 将高汤、节瓜蓉、草菇粒、虾仁、蟹肉、姜片同放深碗内，盖上盖子，放入微波炉中，用高火煮5分钟后取出。

3. 碗内加入盐、白糖、料酒、胡椒粉、水溶粟粉，搅拌均匀，高火再煮3分钟，取出搅入蛋清，撒上葱粒，即可食用。

药膳功效

补肝肾，滋阴，润肠通便，防贫血，抗早衰。

望月羹

药膳配方

袋装日本豆腐 4 袋，鸡蛋 2 只，黑木耳、银耳各 20 克。鸡肉末蘑菇汤料 1 包，盐 1.5 克，冷水适量。

制作程序

1. 黑木耳、银耳分别放温水中泡发，择去蒂，除去杂质，切成丝；鸡蛋打入碗中，用筷子搅散；日本豆腐切成圆片。

2. 锅内加入约 200 毫升冷水，倒入鸡肉末蘑菇汤料，搅拌均匀，先用旺火煮沸，放入黑木耳丝和银耳丝，再改用中火煮约 3 分钟。

3. 把日本豆腐片放入锅中，不要搅拌，待再度煮滚时将鸡蛋液均匀倒入羹中，鸡蛋成形后加入盐调味，即可盛起食用。

药膳功效

补血、明目、润燥，防治贫血症。

田七薏枣肚羹

药膳配方

猪小肚 6 个，田七片 15 克，薏仁 75 克，蜜枣 5 颗，腐竹 50 克，白果 100 克，盐 4 克，冷水适量。

制作程序

1. 薏仁洗净，用冷水浸泡半小时，捞起沥干。

2. 把田七片清洗干净；腐竹、蜜枣分别洗净；白果去壳，用滚水稍煮，去衣，去心。

3. 小肚清洗去异味，放入以上滚水中煮 10 分钟，出水过冷后沥干水分。

4. 锅中加入适量冷水煮滚，放入全部材料，再改小火炖煮 3 小时，下盐调味即可。

药膳功效

补血止血，滋阴润肺。

汁类药膳 5 道

胡萝卜西芹汁

药膳配方

胡萝卜 1 根，西芹 4 根，橙子、苹果各 1 个，蜂蜜 10 克。

制作程序

1. 胡萝卜、芹菜洗净，切粒；橙子去皮，苹果去皮去核，均切粒备用。

2. 上述蔬果倒入榨汁机中，榨取汁液后滤去渣子。

3. 将蔬果汁倒入杯中，加入蜂蜜调匀，即可直接饮用。

药膳功效

益气补血，促进血液循环，防治贫血。

桑葚红枣汁

药膳配方

桑葚 15 克，红枣 4 颗，白糖 10 克，冷水 200 毫升。

制作程序

1. 把桑葚洗净，去杂质；红枣去核，洗净。

2. 把桑葚、红枣放入炖锅内，加入冷水，置旺火上烧沸，再用小火煮 25 分钟。

3. 将液汁倒入杯中，加入白糖调匀，即可饮用。

药膳功效

生血乌发，补肾强身，除湿利水，抗老延年，防治贫血症。

草莓菠菜汁

药膳配方

草莓 10 颗，菠菜 4 棵，葡萄 20 颗，蜂蜜 10 克，凉开水 100 毫升，淡盐水适量。

制作程序

1. 草莓洗净，放入淡盐水中略泡。

2. 菠菜洗净，切 4 厘米长的段；葡萄去皮去子。

3. 将草莓、菠菜段、葡萄放入榨汁机中，搅打成汁后倒入杯中，加入蜂蜜和凉开水拌匀，即可直接饮用。

药膳功效

补血、明目、润燥，防治贫血症。

草莓西瓜汁

药膳配方

草莓 50 克，西瓜瓤 300 克，桑叶、菊花各 15 克，沸水 200 毫升，淡盐水适量。

制作程序

1. 草莓洗净，去蒂，用淡盐水浸泡片刻；西瓜瓤去子，切成小块。

2. 将草莓和西瓜瓤一起放入榨汁机中，打成汁备用。

3. 桑叶、菊花洗净，加入沸水，泡 10 分钟后倒入草莓西瓜汁，搅拌均匀，即可直接饮用。

药膳功效

补血、润燥，防治贫血症。

木瓜菠萝汁

药膳配方

木瓜 1/4 个，菠萝 1/4 个，苹果 1/2 个，柳橙 2 个，白糖 5 克，凉开水 50 毫升。

制作程序

1. 木瓜去皮去子，切成小块；菠萝切成小块；苹果洗净后去核去皮，切成小块；柳橙洗净、去子后对切。

2. 上述水果全部放入榨汁机中，榨取汁液，滤去渣子。

3. 将滤净的果汁倒入杯中，冲入凉开水，加入白糖调匀，即可直接饮用。

药膳功效

补血养心，补中养神，可以帮助大脑获得充分休息。

茶类药膳 4 道

慈禧珍珠茶

药膳配方

珍珠、茶叶各适量，沸水适量。

制作程序

珍珠研细粉，沸水冲泡茶叶，以茶汤送服珍珠粉。

服食方法

每日 1 剂。

药膳功效

润肌泽肤，益气，补血，健脾。

芝麻养血茶

药膳配方

黑芝麻 6 克，茶叶 3 克，冷水适量。

制作程序

前味炒黄，与茶加水煎煮 10 分钟。饮茶并食芝麻与茶叶。

药膳功效

滋补肝肾，养血润肺。治肝肾亏虚、皮肤粗糙、毛发黄枯或早白、耳鸣等。

当归玫瑰茶

药膳配方

当归、桂圆、枸杞各 2 克，小枣 5 颗，绿茶 3 克，玫瑰花适量，沸水适量。

服食方法

以沸水冲泡代茶服饮，每日 1 剂。

药膳功效

补血益气，润肤美白。

首乌松针茶

药膳配方

何首乌 18 克，松针（花更佳）30 克，乌龙茶 5 克，冷水适量。

制作程序

先将首乌、松针或松花用冷水煎沸 20 分钟左右，去渣，以沸烫药汁冲泡乌龙茶 5 分钟即可。

服食方法

每日 1 剂，不拘时饮服。

药膳功效

补精益血，扶正祛邪。适用于肝肾亏虚者，从事农药制造、核技术工作及矿下作业等人员以及放疗、化疗后白细胞减少病人。

酒类药膳 1 道

八珍酒

药膳配方

全当归 26 克，炒白芍 18 克，生地黄 15 克，云茯苓 20 克，炙甘草 20 克，五加皮 25 克，红枣 36 克，胡桃肉 36 克，白术 26 克，川芎 10 克，人参 15 克，白酒 1500 毫升。

制作程序

1. 将所有的药用水洗净后研成粗末，装进用三层纱布缝制的袋中，将口系紧。

2. 将纱布袋浸泡在白酒坛中，封口，在火上煮 1 小时。

3. 药冷却后，埋入净土中，五天后取出来。

4. 再静置 3 ~ 7 天，开启酒坛，去掉药渣包，将酒装入瓶中备用。

服食方法

每次 10 ~ 30 毫升，每日服 3 次，饭前将酒温热服用。

药膳功效

此酒有气血双补的功效，用以治疗因气血亏损而引起的面黄肌瘦、心悸怔忡、精神萎靡、脾虚食欲不振、气短懒言、劳累倦怠、头晕目眩等症。

蜂产品药膳 2 道

养颜蜂王浆

药膳配方

鲜蜂王浆 100 克，蜂花粉 250 克，蜂蜜 500 克。

制作程序

将蜂王浆研碎后兑入蜂蜜中，拌匀使其充分软化，15 日后加入蜂花粉搅匀，并装入深色瓶中。

服食方法

日服 2 次，早晚空腹服 1 汤匙，长期坚持服用。

药膳功效

具有补血养颜的作用，能够防治贫血、润泽肌肤。

蜂蜜枸杞膏

药膳配方

蜂蜜、枸杞各 500 克，60 度白酒 750 毫升。

制作程序

将枸杞捣烂，用白酒浸泡提取，浸提中注意定时搅拌，之后取其滤液，回收白酒并小火熬成膏状，加入蜂蜜调和成膏即可。

服食方法

早晚空腹温开水冲服，每次 20 克。

药膳功效

本方具有平肝潜阳、补血益气的作用，能够防治贫血。

第二章

调治肾虚的药膳

现实生活中，中老年人无论男女，都极易肾虚。肾的精、气虚衰不足，即可称为肾虚。肾虚又可分为肾阴虚和肾阳虚。肾阴指的是肾的本质，肾阳指的是肾的功能。肾阴虚的主症是腰膝酸软、五心烦热，更会有以下诸症：眩晕耳鸣，形体消瘦，失眠多梦，颧红潮热，盗汗，咽干，尿短黄，男子阳强易举、遗精早泄，妇女经少、经闭、崩漏、不孕。肾阳虚的主症为腰膝酸软，畏寒肢冷，诸症为：精神不振，头晕目眩，耳鸣耳聋，小便清长，夜间多尿，小便点滴不爽，小便不通，下利清谷，男子阳痿早泄、遗精、精冷不育，妇女宫寒不孕，带下清冷。

无论阴虚还是阳虚，都会导致人免疫能力的下降。肾虚发生时，肾脏的微循环系统亦会出现阻塞，即肾络会呈现不通。因此，肾虚是肾病及性功能障碍发生的病理基础。

预防和治疗肾虚，要常吃一些有效补肾的食物，如动物肾脏、海参、虾、芡实等。此外，肉类、鸡蛋、骨髓、黑芝麻、樱桃、桑葚、山药等也有不同程度的补肾功效。中医补肾要求做到"善补阴者，阳中求阴；善补阳者，阴中求阳"。补肾阳的食物有狗肉、鹿肉、牛尾、韭菜；补肾阴的食物有乌鸡、鳖甲、龟板、枸杞等。要想肾功能正常，身体强壮，更重要的是要坚持不懈地做到生活有规律、心情舒畅。此外，还要多活动、多锻炼。

粥类药膳 17 道

韭菜子粥

药膳配方

韭菜子 20 克，粳米 100 克，盐 1.5 克，冷水 1000 毫升。

制作程序

1. 将韭菜子洗净，研为细末。
2. 粳米淘洗干净，用冷水浸泡半小时，捞出，沥干水分。
3. 锅中注入约 1000 毫升冷水，将粳米放入，用旺火煮沸后加入韭菜子，改用小火熬煮成粥。
4. 粥内调入盐，搅拌均匀，再稍焖片刻，即可盛起食用。

药膳功效

本方具有固精、助阳、补肾、治带的功能，适用于阳痿、早泄、遗精、多尿等症。

猪髓粥

药膳配方

粳米 100 克，猪脊髓 150 克，盐 2 克，味精 1 克，料酒 5 克，胡椒粉 1 克，冷水 1000 毫升。

制作程序

1. 将猪脊髓放入冷水中，撕去外层筋膜，漂洗干净，用料酒、盐拌腌。
2. 粳米淘洗干净，用冷水浸泡半小时，捞出，沥干水分。
3. 取锅加入约 1000 毫升冷水，将粳米放入，用旺火烧沸，搅拌几下，改用小火熬煮至半熟时，加入猪脊髓，再续煮至粥成，然后加入盐、味精、胡椒粉调好味，即可盛起食用。

药膳功效

本方可治疗肾虚腰痛、骨髓败伤、腰膝酸痛、阳痿遗精等症。

鳝丝油菜粥

药膳配方

粳米、小油菜各 100 克，活鳝鱼 1 条（约 200 克），料酒 6 克，醋 3 克，葱、姜、香菜各 5 克，盐 2 克，味精、胡椒粉各 1 克，沙拉油 5 克，冷水 1000 毫升。

制作程序

1. 将小油菜择去老叶，洗净，切成碎末；葱、姜洗净，拍松，用适量冷水浸泡出葱姜汁；香菜洗净，切成小段。

2. 粳米淘洗干净，用冷水浸泡半小时，捞起沥干备用。

3. 将活鳝鱼摔昏，剖腹，去掉内脏，剔去骨，切成细丝，放进冷水中漂去血水，捞出鳝丝，沥掉水分，加料酒、盐、姜葱汁、醋拌匀。

4. 粳米放入锅中，加入约 1000 毫升冷水，用旺火烧沸，再用小火煮至米烂粥成，下鳝丝与油菜末，煮沸后加盐、味精、香菜和沙拉油调好味，撒上胡椒粉，即可盛起食用。

药膳功效

本方具有补五肠、疗虚损、除风湿、强筋骨的功效，可治气血两亏、体弱消瘦、肾虚腰痛、虚痨咳嗽、湿热身痒等症。

牛髓地黄粥

药膳配方

粳米 100 克，牛骨髓 20 克，地黄汁 15 克，蜂蜜 30 克，料酒 5 克，味精 2 克，鲜姜 3 片，冷水 1000 毫升。

制作程序

1. 用牛棒骨 8 根，捶破后入锅，加入冷水熬取牛骨髓，再加入姜片、料酒，待水分熬去后，将牛骨髓装入瓷罐内保存。

2. 粳米淘洗干净，用冷水浸泡半小时，捞出沥干。

3. 粳米放入锅内，加入约 1000 毫升冷水，先用旺火烧沸，加入牛骨髓、地黄汁，再改用小火煎煮成粥，再加入味精、蜂蜜调匀，即可盛起食用。

药膳功效

温补肾阳、壮腰益精，用于治疗肾虚腰酸、阳痿遗精、阳虚泄泻等症。

豆苗猪肾粥

药膳配方

粳米 100 克，猪肾 1 副，猪肝 60 克，瑶柱 60 克，豆苗 150 克，葱末 3 克，盐 2 克，沙拉油 5 克，冷水适量。

制作程序

1. 猪肾洗净切开，去白膜，切薄片；猪肝洗净，切薄片；把猪肾和猪肝一起用葱末、沙拉油、盐拌匀。

2. 粳米洗净，用冷水浸泡半小时，捞出，沥干水分。

3. 豆苗洗净，切短段；瑶柱浸软，撕细丝。

4. 把粳米和瑶柱放入沸水锅内，用旺火煮沸后，改用小火煮至粳米熟烂，放入猪肾、猪肝，再煮沸 5 分钟，最后放入豆苗煮沸，加入盐，即可盛起食用。

药膳功效

本方可用以治疗肾虚腰痛，遗精盗汗，精子量少、存活率低、活动力差，耳鸣耳聋等症。

泥鳅黑豆粥

药膳配方

黑豆、黑芝麻各 60 克，泥鳅 200 克，料酒 10 克，葱末 5 克，姜末 3 克，味精、盐各 1 克，冷水 1000 毫升。

制作程序

1. 黑豆淘洗干净，用冷水浸泡 2 小时以上，捞出，沥干水分；黑芝麻淘洗干净。

2. 泥鳅洗净，放入碗内，加入料酒、葱末、姜末、味精、盐，上笼蒸至熟透，去骨刺备用。

3. 锅中加入约 1000 毫升冷水，将黑豆、黑芝麻放入，先用旺火烧沸，搅拌几下，然后改用小火熬煮，粥熟时放入泥鳅肉，再稍煮片刻，加入葱末、姜末调味即可。

药膳功效

补中益气，补肾壮阳，利湿。适宜脾胃虚弱，消瘦乏力，消渴多饮及肾虚阳痿者服用。

黄狗肾粥

药膳配方

粳米 100 克，干品黄狗肾 1 副，葱段 10 克，姜片 5 克，料酒 8 克，盐 2 克，味精 1 克，冷水适量。

制作程序

1. 将干品黄狗肾洗净，放入水锅，加入葱段、姜片、料酒，煮至熟透后捞出，撕去外皮，剖开扯去尿管，冲洗干净，再改刀切成块。

2. 粳米淘洗干净，用冷水浸泡半小时，捞出，沥干水分。

3. 取锅加入冷水、粳米，用旺火煮沸后，加入黄狗肾，再熬煮至粥成，用盐、味精调味后食用。

药膳功效

温补肾阳，壮腰益精，用于治疗肾虚腰酸、阳痿遗精、阳虚泄泻等症。

山药芡实瘦肉粥

药膳配方

粳米 100 克，山药 100 克，芡实 50 克，猪瘦肉 150 克，葱末 5 克，盐 2 克，冷水 2000 毫升。

制作程序

1. 芡实洗净，用冷水浸泡回软；粳米淘洗干净，用冷水浸泡半小时后沥干水分，备用。

2. 将山药冲洗干净，削去外皮，切成丁块。

3. 猪肉漂洗干净，切成丁块。

4. 取锅加入约 2000 毫升冷水，下入粳米、芡实，用旺火烧沸，搅拌几下，改用小火熬煮至半熟时，加入山药丁和肉丁，续煮至粥成，最后加入盐调味，即可盛起食用。

药膳功效

补脾养胃、生津益肺、补肾涩精，用于治疗脾虚食少、久泻不止、肺虚喘咳、肾虚遗精、带下、尿频、虚热消渴等症。

羊肉淡菜粥

药膳配方

粳米 100 克，干淡菜 45 克，羊肉 150 克，酱油、料酒各 5 克，味精、胡椒粉各 1 克，盐 2 克，姜丝 3 克，冷水 1000 毫升。

制作程序

1. 将干淡菜用热水泡软，剪洗干净，备用。

2. 羊肉洗净，放入沸水锅中氽一下，捞出，用冷水冲洗，切成小块，盛入盆内，加料酒、胡椒粉、酱油、姜丝拌匀，腌制入味，备用。

3. 粳米用冷水淘洗干净，浸泡半小时后捞出，放入锅内，加入约 1000 毫升冷水，置旺火上煮沸，倒入羊肉块、干淡菜等，再改用小火熬煮至粥熟，加入盐、味精调味，即可盛起食用。

药膳功效

益气补虚、温中暖下，治虚劳羸瘦、腰膝疲软、腹痛寒疝、中虚反胃。

羊杂粥

药膳配方

粳米 150 克，羊杂 1 副，荸荠 3 个，陈皮 1 片，大头菜粒 15 克，香菜 10

克，盐 1.5 克，胡椒粉 1 克，葱末 3 克，冷水适量。

制作程序

1. 粳米洗净，用冷水浸泡半小时，捞起，沥干水分。

2. 羊杂洗净，焯水备用。

3. 荸荠去皮切粒。

4. 锅中加入约 2000 毫升冷水，放入粳米烧沸后，将荸荠粒、陈皮、羊肚、羊肠等一起放入，继续用旺火烧沸，然后改用小火熬煮。

5. 羊肝、腰、胰切成小片，待粥将好时放入，等再沸后加入大头菜粒、胡椒粉、香菜、盐、葱末等调好味，即可盛起食用。

药膳功效

补肾气、益精髓，治肾虚劳损、腰脊疼痛、足膝瘦弱、耳聋、消渴、阳痿尿频。

苁蓉羊腿粥

药膳配方

粳米 100 克，肉苁蓉 30 克，羊后腿肉 150 克，葱末 5 克，姜末 3 克，盐 2 克，胡椒粉 1.5 克，冷水 1000 毫升。

制作程序

1. 将肉苁蓉洗净，用冷水浸泡片刻，捞出切细。

2. 羊后腿肉剔净筋膜，漂洗干净，横丝切成薄片。

3. 粳米淘洗干净，用冷水浸泡半小时，捞出，沥干水分。

4. 取砂锅加入冷水、肉苁蓉、粳米，先用旺火烧沸，然后改用小火煮至粥成，再加入羊肉片、葱末、姜末、盐，用旺火滚几滚，待米烂肉熟，撒上胡椒粉，即可盛起食用。

药膳功效

益气补虚、温中暖下，治虚劳羸瘦、腰膝疲软、产后虚冷、腹痛寒疝、中虚反胃。

海参粥

药膳配方

糯米 100 克，水发海参 200 克，盐、冷水各适量。

制作程序

1. 糯米淘洗干净，用冷水浸泡 6~8 小时，捞出沥干水分。

2. 将在冷水中涨发好的海参剖开洗净，切成片，放入锅中加水煮烂后备用。

3. 糯米入锅，加入适量冷水，用大火烧开，加入海参片，转小火煮至米烂汤稠，下盐调味即可。

药膳功效

本方具有补肾阳、益精血、润肠燥之功效，治虚劳羸瘦、腰膝酸痛、肾虚遗精等症。

金樱子粥

药膳配方

糯米 100 克，金樱子 30 克，蜂蜜 10 克，冷水适量。

制作程序

1. 糯米淘洗干净，用冷水浸泡 2~3 小时，捞出，沥干水分。

2. 将金樱子剖开取仁，洗净捣碎。

3. 取锅放入冷水、金樱子，煮沸约 20 分钟，过滤去渣，加入糯米，先用旺火煮沸，再改用小火熬煮至粥成，以蜂蜜调好味，即可盛起食用。

药膳功效

补肝肾、益筋髓、壮筋骨。可治阳痿、遗精、滑精以及肝肾两虚引起的腰膝冷痛、软弱无力等症。

银鱼苋菜粥

药膳配方

粳米 200 克，小银鱼 100 克，苋菜 25 克，高汤 200 克，盐、料酒、胡椒粉、冷水适量。

制作程序

1. 粳米洗净，用冷水浸泡半小时，捞出沥干水分，放入锅中，加入高汤和适量冷水煮沸后，再转入小火熬煮。

2. 苋菜洗净，焯水烫透，捞出，立即浸入冷开水中泡凉，再捞出沥干水分，切小段。

3. 小银鱼泡水，洗净备用。

4. 粥煮至软烂黏稠之后，放入苋菜及小银鱼煮熟，加入盐、料酒、胡椒粉，调拌均匀，出锅即可。

药膳功效

本方具有补肾益气、清热解毒、滋阴润肺之功效。

牛腩板栗粥

药膳配方

粳米 100 克，牛腩 200 克，熟板栗（罐装）50 克，牛肉卤料 1 包，沙拉油 15 克，冰糖 2 克，酱油 6 克，料酒 5 克，盐 1.5 克，鸡粉 3 克，冷水 1000 毫升。

制作程序

1. 粳米洗净，用冷水浸泡半小时，捞出沥干，放入锅中，加入约 1000 毫升冷水，先用旺火烧沸后，再改用小火慢煮成粥底。

2. 牛腩洗净，放入砂锅中，加入沙拉油、冰糖、酱油、料酒、牛肉卤料，熬煮约2小时至熟透，取出，切厚片。

3. 锅中倒入粥底及牛腩片、熟板栗，旺火烧沸，再加入盐、鸡粉调好味，即可盛起食用。

药膳功效

养胃健脾，壮腰补肾，活血止血。

菟丝子粥

药膳配方

粳米100克，菟丝子30克，白糖20克，冷水适量。

制作程序

1. 粳米淘洗干净，用冷水浸泡半小时，捞出，沥干水分。

2. 将菟丝子洗净研碎。

3. 取锅放入冷水、菟丝子，煮沸后约15分钟，滤去药渣，加入粳米，用旺火煮开后改小火，续煮至粥成，然后加入白糖调味，即可盛起食用。

药膳功效

补肾养肝，温脾助胃，具有益精髓、坚筋骨、止遗泄之作用。

首乌粥

药膳配方

粳米100克，何首乌30克，红枣5颗，冰糖10克，冷水1000毫升。

制作程序

1. 粳米淘洗干净，用冷水浸泡半小时，捞出，沥干水分。

2. 红枣洗净，去核，切片；何首乌洗净，烘干捣成细粉。

3. 粳米放入锅内，加入约1000毫升冷水，用旺火烧沸后加入何首乌粉、红枣片，转用小火煮约45分钟。

4. 待米烂粥熟时，下入冰糖调好味，再稍焖片刻，即可盛起食用。

药膳功效

本方具有补肝肾、滋阴、润肠通便、益精血、抗早衰的功效。

汤类药膳18道

党参黄芪炖鸡汤

药膳配方

党参、黄芪各15克，母鸡半只，红枣5颗，姜1片，料酒、味精、盐少许，冷水适量。

制作程序

1. 将母鸡下沸水锅中焯去血水，捞出洗净；将红枣洗净去核；将党参、黄芪用清水洗净切段。

2. 将鸡放入炖盅内，加适量水，放入党参、黄芪、红枣、料酒、味精、盐、姜片，放入笼内蒸至鸡肉熟烂入味，取出即成。

药膳功效

本方可治肾虚腰痛、遗精盗汗、耳鸣耳聋。

小麦石膏竹叶汤

药膳配方

小麦、生石膏各 50 克，竹叶 20 克，冷水 1200 毫升。

制作程序

1. 将生石膏置于 1200 毫升水内，以文火熬半小时。

2. 投入淘净的小麦及切细的竹叶，熬至汤浓缩为 700 毫升，去渣取汤饮用。

药膳功效

温补肾阳，壮腰益精，用于治疗肾虚腰酸、阳痿遗精、阳虚泄泻等症。

黑豆花生羊肉汤

药膳配方

羊肉 750 克，黑豆 50 克，花生仁 50 克，木耳 25 克，南枣 10 颗，生姜 2 片，香油、盐适量，冷水 3000 毫升。

制作程序

1. 将羊肉洗净，斩成大块，用开水煮约 5 分钟，漂净。

将黑豆、花生仁、木耳、南枣用温水稍浸后淘洗干净，南枣去核，花生仁不用去衣。

2. 煲内倒入 3000 毫升冷水烧至水开，放入以上用料和姜用小火煲 3 小时。

3. 煲好后，把药渣捞出，用香油、盐调味，喝汤吃肉。

药膳功效

本方具有补肾益气、祛虚活血、益脾润肺等功效。

荠菜双根汤

药膳配方

鲜荠菜、芦根、白茅根各 100 克，冷水适量。

制作程序

1. 将荠菜洗净干净，切碎；芦根洗净，切段；白茅根去杂质，洗净，切段。

2. 将上述食材一同放入砂锅内，加适量水，以文火煎 30 分钟即成。

药膳功效

补脾养胃，生津益肺，补肾固精。治脾虚久泻、肺虚喘咳、肾虚遗精、带下。

紫河红枣炖鸡汤

药膳配方

紫河车 1 副，红枣 10 颗，鸡腿 2 只，盐少许，冷水适量。

制作程序

1. 先将紫河车轻轻冲洗干净，剥碎备用。

2. 将鸡肉冲洗干净，除去结块的脂肪组织，切成块状备用。

3. 将水烧至滚沸，锅内放入鸡肉、紫河车、红枣，滚煮 30 分钟。调文火，继续煲煮 1 小时。熄火前，加入适量盐调味即可。

药膳功效

本方具有滋补肝肾、添精止血的功效，可用于治疗虚劳羸弱、腰膝酸痛、肾虚遗精、崩漏带下等症。

乌梅红枣汤

药膳配方

乌梅 7 颗，蚕茧壳 1 个，红枣 5 颗，冷水适量。

制作程序

将上述食材放入锅中，加水共煎，即可。

药膳功效

滋补肝肾，生精止血，可治疗腰膝酸痛、肾虚遗精、崩漏带下等症。

注意事项

尿黄、尿痛者不宜服用。

猪腰荸荠汤

药膳配方

猪腰 1 副，荸荠 100 克，冰糖 30 克，冷水适量。

制作程序

1. 将荸荠洗净，去皮切成两半。

2. 将猪腰剖开洗净，去白色臊腺，切成腰花。

3. 将上述两料同放入一锅内，加适量水用武火烧沸。

4. 投入打碎的冰糖，转文火煮 30 分钟即成。

药膳功效

补肝肾，益筋髓，壮筋骨。可治阳痿、遗精、滑精以及肝肾两虚引起的腰膝冷痛、软弱无力等症。

鹌鹑枸杞杜仲汤

药膳配方

鹌鹑1只，枸杞30克，杜仲15克，冷水适量。

制作程序

1. 将鹌鹑去毛及内脏，洗净；枸杞、杜仲洗净。

2. 将上述食材一同放入砂锅内加适量水以武火煮，沸后转用文火煨熟即可。

药膳功效

温补肾阳、壮腰益精，用于治疗肾虚腰酸、阳痿遗精、阳虚泄泻等症。

泽泻益肾乌发汤

药膳配方

泽泻10克，熟地黄15克，淮山药15克，牡丹皮6克，山茱萸15克，何首乌20克，当归6克，红花6克，菟丝子50克，天麻15克，侧柏叶6克，黑豆60克，黑芝麻50克，核桃肉5个，羊肉500克，羊头1个，羊骨500克，生姜10克，葱白20克，胡椒粉6克，味精3克，盐4克，料酒15克，冷水3000毫升。

制作程序

1. 将羊肉、羊头（敲破）、羊骨（敲破）用清水洗净；羊肉片去筋膜，入沸水锅内汆去血水，同羊头、羊骨一起放入锅中（羊骨垫底）。

2. 将熟地黄、泽泻等11味中药用纱布袋装好，扎紧口放入锅中；生姜拍松，葱切段，二者同时下锅，加入冷水3000毫升；再放入料酒。

3. 将炖锅置武火上烧沸，打去浮沫，捞出羊肉，切2厘米宽、4厘米长的块，再放入锅中，用文火炖1小时。捞出药袋不用，在汤内加入盐、味精、胡椒粉，搅匀即成。

药膳功效

温补肾阳，壮腰益精，用于治疗肾虚腰酸、阳痿遗精、阳虚泄泻等症。

银耳鸽蛋汤

药膳配方

银耳50克，鸽蛋20个，冰糖250克，大油少许，冷水适量。

制作程序

1. 将银耳放入冷水中浸泡后，去蒂、洗净、撕成小朵，放入锅内加适量水熬烂。

2. 将鸽蛋分别打入抹过大油的酒盅内，上笼蒸熟。取出蒸熟的鸽蛋，倒在清水内洗干净。

3. 再将银耳汤烧沸，放入冰糖煮至溶化，随即投入鸽蛋一同煮滚即可。

药膳功效

益气补虚，温中暖下，治虚劳羸瘦、腰膝疲软、中虚反胃。

冬莲荷叶鹌鹑汤

药膳配方

鹌鹑 4 只，猪瘦肉 150 克，冬瓜 1000 克，莲子 50 克，赤小豆 50 克，嫩荷叶 2 块，蜜枣 5 颗，香油、盐适量，冷水 3000 毫升。

制作程序

1. 将鹌鹑宰杀后洗干净，去其头、爪、内脏，每只斩成两半，连同猪瘦肉一起用开水烫煮，漂净。

2. 冬瓜洗净，连皮切成大块；莲子、赤小豆、嫩荷叶分别淘洗干净，莲子去莲心，荷叶最好清早摘取未展开的嫩荷叶。

3. 煲内倒入 3000 毫升清水烧至水开，放入以上用料及蜜枣。先用武火煲30 分钟，再用中火煲 60 分钟，后用小火煲 90 分钟即可。

4. 煲好后，放香油、盐调味，咸淡随意。

药膳功效

补五肠、疗虚损、除风湿、强筋骨，可治气血两亏、肾虚腰痛、虚痨咳嗽等症。

猪腰刀豆汤

药膳配方

猪腰 1 副，刀豆 250 克。

制作程序

1. 将猪腰剖开洗净，去臊腺后切成腰花。

2. 刀豆淘净稍浸，捞出与腰花同放一锅内，加适量水用文火煮熟即可。

药膳功效

补中益气，补肾壮阳，利湿，可治脾胃虚弱、消瘦乏力、消渴多饮、肾虚阳痿等症。

泥鳅河虾汤

药膳配方

活泥鳅、活河虾各 100 克，盐少许冷水适量。

制作程序

1. 将泥鳅去内脏洗净；河虾清洗干净。

2. 将泥鳅、河虾一同放入锅内，加适量水以文火煮熟，加盐调味即成。

药膳功效

本方可治疗肾虚腰痛、骨髓败伤、腰膝酸痛、阳痿遗精等症。

胡萝卜淡菜猪腰汤

药膳配方

猪腰 2 副，淡菜 50 克，胡萝卜 350 克，冬菇 50 克，花生仁 50 克，香油、盐适量，冷水 3000 毫升。

制作程序

1. 将猪腰剖开，去除臊腺，洗净，切成大块，用开水烫煮后漂净。

2. 胡萝卜刮皮，洗净，斜向切成大块三角形状；淡菜、冬菇、花生仁浸后洗净，冬菇择去菇蒂。

3. 煲内倒入 3000 毫升冷水烧至水开，放入所有汤品。先用武火煲 30 分钟，再用中火煲 60 分钟，后用小火煲 90 分钟即可。

4. 煲好后，加入适量油、盐后便可服用。

药膳功效

补肾气，益精髓，治肾虚劳损、腰脊疼痛、足膝瘦弱、耳聋、阳痿、尿频等症。

杜仲猪瘦肉蹄筋汤

药膳配方

（猪、牛）蹄筋 100 克，猪瘦肉 300 克，杜仲 25 克，肉苁蓉 15 克，花生仁 50 克，红枣 12 颗，香油、盐适量，冷水 3000 毫升。

制作程序

1. 将蹄筋浸后洗净，切成中段；猪瘦肉洗净，切成大块，用开水烫煮一下。

2. 杜仲、肉苁蓉、花生仁、红枣浸后洗净，杜仲刮去粗皮，红枣剔去枣核。

3. 煲内倒入 3000 毫升冷水烧至水开，放入以上用料。先用中火煲 90 分钟，再用小火煲 90 分钟即可。

4. 煲好后，隔除药渣，加入适量香油、盐后便可服用。

药膳功效

本方具有补肾益气、补虚活血、益脾润肺等功效。

黄鳝金针菜汤

药膳配方

黄鳝 250 克，金针菜 15 克，植物油 60 克，盐少许，冷水适量。

制作程序

1. 将黄鳝去内脏，洗净切段。

2. 将黄鳝入热油锅内稍煸，投入已清理好的金针菜，加水以文火煮熟，以盐调味即可。

药膳功效

补肾养肝，温脾助胃，具有益精髓、坚筋骨、止遗泄之作用。

黑鱼葛菜汤

药膳配方

黑鱼1条（约200克），塘葛菜50克，冷水适量。

制作程序

1. 将黑鱼刮鳞去内脏，洗净；塘葛菜洗净，切段。

2. 以上两料一同放入锅内，加水煨汤约1小时即可。

药膳功效

补五肠、疗虚损、除风湿、强筋骨，可治气血两亏、肾虚腰痛、虚痨咳嗽等症。

清润响螺汤

药膳配方

（连壳）响螺1个（约1000克），淮山药25克，枸杞15克，猪骨250克，姜、料酒、盐适量。

制作程序

1. 新鲜响螺用开水浸泡，去壳取肉后将螺肉拖至热水，使之坚实后切块待用。

2. 猪骨置煲内加水1500毫升，待煲开后下螺肉、淮山药、枸杞，再煲2小时后加入适量姜、料酒、盐即成。

药膳功效

滋补肝肾，生精止血，可治疗腰膝酸痛、肾虚遗精、崩漏带下等症。

羹类药膳 10 道

青豆萝卜豆腐羹

药膳配方

嫩白豆腐150克，胡萝卜50克，青豆粒、白萝卜各10克，盐1.5克，味精1克，白糖2克，湿淀粉25克，熟鸡油3克，清汤200克，冷水适量。

制作程序

1. 嫩白豆腐切成块，放入开水中氽烫一下；青豆粒焯水烫透，捞出，沥干水分备用；胡萝卜去皮，切成豆腐块大小的块；白萝卜去皮，切成青豆粒大小的粒。

2. 锅内加入适量冷水，烧沸后投入胡萝卜块，煮至熟透时，加入嫩豆腐块稍煮片刻，倒入碟中。

3. 另取一锅，加入清汤烧沸，加入嫩豆腐块、胡萝卜块、白萝卜粒、青豆粒，调入盐、味精、白糖，烧透入味，用湿淀粉勾芡，淋入熟鸡油即可。

药膳功效

温补肾阳，壮腰益精，用于治疗肾虚腰酸、阳痿遗精、阳虚泄泻等症。

平菇莲子鸭羹

药膳配方

鸭肉 250 克，平菇 50 克，鲜莲子 100 克，丝瓜 30 克，火腿 20 克，料酒 6克，味精 2 克，盐 3 克，大油 10 克，葱段 12 克，姜片 6 克，胡椒粉 2 克，淀粉15 克，蛋清 25 克，鸡汤 500 克，冷水适量。

制作程序

1. 将鸭肉洗净，切成粒，放入碗内加入蛋清、淀粉拌匀，下沸水锅略余一下捞起（不宜过熟），放入炖锅内，加入鸡汤、盐、料酒、姜片、葱段，上笼蒸半小时后取出，撇去浮沫备用。

2. 鲜莲子去壳，下沸水锅中焯一下，去莲衣，捅去莲心；丝瓜刮去外衣，洗净切成粒；平菇去杂质，洗净切成粒；火腿切成粒。

3. 炒锅放大油烧热，烹入料酒，加入鸡汤、鸭肉、火腿、莲子、平菇、盐、味精、胡椒粉烧沸，再入丝瓜烧至入味，即可出锅装碗。

药膳功效

本方可治肾虚腰痛、遗精盗汗、精子量少、耳鸣耳聋等症。

鱼蓉银耳羹

药膳配方

净鱼肉 150 克，银耳 25 克，蛋清 1 个，盐 2 克，味精 1 克，香油 3 克，料酒 8 克，沙拉油 8 克，胡椒粉 1 克，荸荠粉 10 克，高汤 1500 克，冷水适量。

制作程序

1. 将净鱼肉上笼蒸熟，去除骨刺，用刀背砸成鱼蓉备用。

2. 银耳用温水浸发，洗净，用煮沸的淡盐水滚过，捞起切碎。

3. 坐锅点火，下入沙拉油、料酒，加入高汤 1500 克，将鱼蓉烧滚，放入银耳，然后加入盐、味精调味，用荸荠粉加水勾芡，再推入蛋清拌匀，最后淋入香油，撒上胡椒粉，即可盛起食用。

药膳功效

本方具有补肾、益气力、降血压、强心、防龋齿、防辐射损伤、抗癌、抗衰老之功效。

银鱼笋丝羹

药膳配方

太湖银鱼 100 克，莴笋 50 克，香菜 10 克，料酒 8 克，盐 3 克，味精 1.5 克，胡椒粉 1 克，高汤 800 克，湿淀粉 40 克，大油 15 克，冷水适量。

制作程序

1. 太湖银鱼用冷水稍加浸泡，洗净备用。

2. 莴笋去皮，洗净，切成丝，放入沸水锅中烫熟。

3. 香菜择洗干净，切段备用。

4. 炒锅置旺火上，下高汤、料酒、盐、味精烧沸，放入银鱼、莴笋丝，再沸后下湿淀粉推匀，淋入大油，盛入大汤碗里，撒入香菜及各种调料即可。

药膳功效

本方具有补肾益气、补虚活血、益脾润肺等功效。

韭菜虾羹

药膳配方

小虾 300 克，韭菜 40 克，嫩豆腐 2 块，叉烧 80 克，姜 1 片，盐 4 克，淀粉、香油各 5 克，白糖 1 克，粟粉 20 克，沙拉油 10 克，料酒 3 克，冷水适量。

制作程序

1. 韭菜洗净，切 1.5 厘米长的段；叉烧切小薄片；嫩豆腐洗净切粒，放入沸水锅中烫 3 分钟，捞起，沥干水分。

2. 小虾去头（虾头留用），去壳，挑除泥肠，加淀粉和适量盐、香油腌渍 10 分钟，放入沸水锅中氽熟。

3. 坐锅点火，入沙拉油烧热，爆香姜片，下虾头爆炒片刻，烹入料酒，加入适量冷水，煮滚约 15 分钟，捞起虾头不要，撇去浮沫。

4. 将叉烧片、小虾、豆腐粒放入虾头汤内煮滚，用水溶粟粉勾稀芡，用盐、香油、白糖调好味，放入韭菜段拌匀，即可盛起食用。

药膳功效

本方具有固精、助阳、补肾、治带的功能。适用于阳痿、早泄、遗精、多尿等症。

油菜鸽子羹

药膳配方

鸽子 1 只，鸡肉 100 克，油菜 50 克，盐 1.5 克，胡椒粉 1 克，葱末 3 克，湿淀粉 25 克，鸡汤 350 克，冷水适量。

制作程序

1. 将鸽子宰杀，去毛、内脏及脚爪，洗净，放入沸水锅中氽一下，捞出剔骨切丁。

2. 鸡肉洗净，入沸水锅中汆一下，切丁。

3. 油菜洗净，放入沸水锅中烫熟。

4. 锅中加入鸡汤，放入鸽肉丁、鸡肉丁、盐，煮至肉熟烂，用湿淀粉勾稀芡，加入油菜，撒上胡椒粉、葱末即成。

药膳功效

温补肾阳，壮腰益精，用于治疗肾虚腰酸、阳痿遗精、阳虚泄泻等症。

芦荟白果鸡肉羹

药膳配方

白果 20 克，鸡肉 50 克，芹菜 20 克，鸡蛋 3 个，鱼丸 4 个，香菇 2 个，芦荟汁 30 克，米酒 10 克，酱油 10 克，盐 3 克，高汤 500 克，冷水适量。

制作程序

1. 白果去壳，洗净，去除果心；香菇去蒂，用温水浸泡后洗净、切片；芹菜洗净，切末。

2. 鸡肉切块，加入酱油、米酒、香菇片，盛于蒸碗中，将高汤、鱼丸、白果、盐加入碗中拌匀。

3. 鸡蛋打入碗中，用筷子搅散。

4. 将蛋液与芦荟汁混合，倒入蒸碗中，上笼蒸 25 分钟左右，熄火前加入芹菜末即可。

药膳功效

本方具有补肾益气、补虚活血、益脾润肺等功效。

白果小肚羹

药膳配方

白果 150 克，枝竹 100 克，熟薏仁 25 克，猪小肚 4 个，荸荠 5 个，猪骨 350 克，盐 3 克，冷水适量。

制作程序

1. 白果去壳，用滚水稍煮，去衣、去心；枝竹洗净，切段；荸荠洗净，去皮备用；生熟薏仁洗净，用滚水煮 5 分钟，捞起过凉。

2. 小肚清洗去异味，放入滚水中煮 10 分钟，取出过凉，滴干水，白锅煎至两面皆呈微黄色，取出洗净；猪骨放入滚水中煮 5 分钟，取出洗净。

3. 锅中倒入适量冷水，放入以上全部材料煮滚，改用小火炖煮 3 小时，下盐调味即可。

药膳功效

养胃健脾，壮腰补肾，活血止血。

羊脏羹

药膳配方

羊肝、羊肚、羊肾、羊心、羊肺各 1 副，荜拨 50 克，草果 2 个，陈皮 10 克，胡椒 50 克，姜 10 克，大油 50 克，葱 10 克，豆豉 150 克，盐 5 克，料酒 10 克，味精 2 克，冷水适量。

制作程序

1. 将羊肝、羊心、羊肺、羊肾洗净，除去血水，切成 2 厘米见方的小块，放入羊肚内。

2. 将荜拨、草果、陈皮、葱、胡椒、姜、豆豉装入干净纱布袋内，扎紧袋口，也装入羊肚内，用线将羊肚缝合。

3. 将装有药物、羊杂的羊肚放入锅内，加入冷水适量，置旺火上烧沸，放入大油、盐、料酒、味精，然后移小火上炖熬至烂熟。

4. 捞起羊肚，拆去缝线，取出药包和羊杂，将羊肚也切成小块，再放入汤中烧沸，即可盛起食用。

药膳功效

本方可治肾虚腰痛、遗精盗汗、精子量少、耳鸣耳聋等症。

雪梗珍珠羹

药膳配方

大虾 400 克，火腿 50 克，雪菜梗 30 克，盐 3 克，味精 1.5 克，胡椒粉 1 克，料酒 5 克，湿淀粉 30 克，香油 2 克，香菜末 5 克，高汤 800 克，冷水适量。

制作程序

1. 大虾去壳，挑除沙线，洗净后切丁；雪菜梗、火腿均切丁，备用。

2. 坐锅点火，加入高汤烧沸，投入虾仁、雪菜梗丁稍煮，下盐、味精、胡椒粉、料酒调味，候再沸，用湿淀粉勾稀芡，撒上火腿丁、香菜末，淋上香油即成。

药膳功效

本方有固精、助阳、补肾、治带的功能。适用于阳痿、早泄、遗精、多尿等症。

茶类药膳 4 道

白术甘草茶

药膳配方

白术 15 克，甘草、绿茶各 3 克，冷水 600 毫升。

制作程序

将白术、甘草加水 600 毫升，煮沸 10 分钟，加入绿茶即可。

服食方法

分 3 次温饮，再泡再服，日服 1 剂。

药膳功效

健脾补肾，益气生血。

人参茶

药膳配方

茶叶 15 克，五味子 20 克，人参 10 克，桂圆肉 30 克，沸水适量。

制作程序

五味子、人参捣烂，桂圆肉切细丝，与茶叶拌匀，用沸水冲泡 5 分钟。

服食方法

随意饮。

药膳功效

健脑强身，补中益气，强肾壮腰。

菟丝茶

药膳配方

菟丝子 50 克，红糖 60 克，冷水适量。

制作程序

将菟丝子捣碎，加红糖 60 克，加水煎服。

药膳功效

适宜于肾虚所致精液异常、精液量不足、早泄、腰膝酸软等症。

硫黄茶

药膳配方

硫黄、诃子皮、紫笋茶各 9 克，冷水适量。

制作程序

将硫黄研为细末，用净布袋包，与诃子皮、紫笋茶共加水适量，煎沸 10 ～ 15 分钟，过滤取汁用。

药膳功效

温肾壮阳，敛涩止泻。适用于肾阳虚衰（命门火衰）、五更泄泻、腹部冷痛、四肢不温、久泻不止等症。

注意事项

阴虚阳亢者忌用。

酒类药膳 2 道

人参固本酒

药膳配方

何首乌、枸杞、生地黄、熟地黄、麦门冬、天门冬、人参、当归各 60 克，茯苓 30 克，白酒 6000 毫升。

制作程序

1. 将所有药材捣成碎末，装入纱布袋，放进干净的坛子里。

2. 倒入白酒浸泡，加盖再放在文火上煮沸，约 1 小时后离火，冷却后将坛子密封。

3. 7 天后开启，将药渣除去，装瓶备用。

服食方法

每次 10 ~ 20 毫升，每日早晚 2 次，将酒温热空腹服用。

药膳功效

补肝肾，填精髓，益气血。适用于中老年腰膝酸软、体乏无力、精神萎靡等症。

乌须酒

药膳配方

何首乌、白首乌各 500 克，胡桃肉、莲子肉、蜂蜜各 90 克，枸杞、全当归各 60 克，生姜汁 20 克，细曲 300 克，生地 120 克，麦冬 30 克，糯米 5 千克，白酒适量。

制作程序

1. 先将两种首乌洗净，用水煮过，捣烂。

2. 除生姜汁、蜂蜜外，其余药材捣为粗末与首乌一起装入白布袋，封口备用。

3. 将细曲捣成细末，备用。

4. 生地用白酒洗净，放入煮首乌的水中去煮，等水渐干时，再用文火煨，待水汁尽后，取出捣烂备用。

5. 将糯米放入锅中，加水 3000 毫升，放在文火上熬成粥状，然后倒入干净的坛子里。冷后加入细曲末，用柳枝拌匀，加盖密封，放在保温处酿制，待有酒浆时开封。

6. 将生地黄倒入酒糟中，用柳枝拌匀，加盖密封，3 ~ 5 日后开封。

7. 压榨去糟渣，贮入干净的坛子里，再将药袋悬入酒中，加盖。

8. 将坛放入锅中，隔水加热约 80 分钟后取出，埋入土中。

9. 过 5 日将酒坛取出，开封，去掉药袋，将蜂蜜炼过，倒入药酒中，再细滤一遍，装瓶备用。

服食方法

每次 10~20 毫升，每日 3 次，将酒温热空腹服用。

药膳功效

补肾养肝，益精血。主治中老年腰膝酸软、体乏无力、精神萎靡等症。

蜂产品药膳 13 道

蜂蜜洋葱汁

药膳配方

蜂蜜 45 克，洋葱 150 克。

制作程序

榨取洋葱汁，兑入蜂蜜搅匀。

服食方法

早晚空腹温开水送服。

药膳功效

滋阴壮阳，调治肾虚，对性功能障碍有一定的治疗效果。

参姜蜜汁

药膳配方

蜂蜜 30 克，姜汁 30 克，人参片 10 克。

制作程序

将蜂蜜、人参片放入杯中，用沸水冲泡，调入姜汁即可。

服食方法

代茶饮，每日 1~2 次。

药膳功效

本方具有补肾益气的作用，能够调治肾虚所致的腰背疼痛。

蜜制花粉

药膳配方

蜂花粉 100 克，蜂蜜 200 克，白糖 50 克。

制作程序

将蜂花粉去杂，磨碎，与白糖拌和均匀，然后再加蜂蜜搅拌均匀，放入锅内隔水快速加热到 95℃，半分钟左右取出装瓶即成。

服食方法

日服 2 次，每次 20 克，可直接食用或放在点心上食用。

药膳功效

具有滋阴补肾、调虚壮阳的作用，能够调治肾虚。

蜂蜜参芪益气膏

药膳配方

蜂蜜、党参、黄芪各 100 克，冷水适量。

制作程序

党参、黄芪切片，煎取浓汁，用蜂蜜收膏。

服食方法

每日早晚空腹各服 1 次，每次 15 克，温开水送服。

药膳功效

本方具有补肾益气的作用，能够强身健体。

蜂蜜核桃羹

药膳配方

蜂蜜、核桃肉各 1000 克。

制作程序

核桃肉捣烂，调入蜂蜜，和匀。

服食方法

每次服食 1 匙，每日 2 次，温开水送服。

药膳功效

本方具有提神醒脑、调治肾虚的作用。

蜂蜜参地膏

药膳配方

蜂蜜、人参各 100 克，熟地 125 克，冷水适量。

制作程序

人参、熟地煎煮浓缩汁至 200 毫升，加蜂蜜收膏。

服食方法

日服 3 次，每次 20 克，温开水冲服。

药膳功效

本方能够强身健体、提高免疫力，可调治肾虚。

蜂蜜甘草膏

药膳配方

蜂蜜 80 克，陈皮 100 克，甘草 100 克，冷水适量。

制作程序

将陈皮、甘草放锅中加适量水煎三次，滤除残渣，用文火或减压浓缩器浓缩成膏状，加蜂蜜调匀。

服食方法

每日早晚空腹服用，每次 10 ~ 15 克。

药膳功效

本方具有滋阴润肺、益气健脾的作用，能够化痰止咳、调治肾虚。

车前草蜜汁

药膳配方

蜂蜜 100 克，车前草、荔枝草各 50 克，冷水 500 毫升。

制作程序

将后两味加水 500 毫升，煎汤去渣取汁，加入蜂蜜调匀。

服食方法

日服 3 次，每次 10 克。

药膳功效

本方益肾健脾，可调治肾虚。

蜂蜜黄芪膏

药膳配方

蜂蜜适量，黄芪 100 克，冷水适量。

制作程序

将黄芪切片，煎汁浓缩，以蜂蜜调匀为膏状。

服食方法

早晚空腹服用，每次 10 ~ 15 克，温开水送服。

药膳功效

本方具有强身健体、提高免疫力的作用，可调治肾虚。

蜂王浆补肾单方

药膳配方

蜂王浆。

制作程序

购买成品蜂王浆。

服食方法

早晚各服蜂王浆 10 ~ 15 克。

药膳功效

本方益肾健脾，可调治肾虚。

蜂花粉补肾单方

药膳配方

蜂花粉（如蒲公英花粉、欧石南花粉等）。

制作程序

购买成品蜂花粉。

服食方法

口服，1日2次，每次5~8克，温开水送服或拌入蜂蜜中服用。

药膳功效

本方益肾保肝，可调治肾虚。

熟地山药蜜饮

药膳配方

蜂蜜100克，熟地、山药各15克，冷水适量。

制作程序

将后2味加冷水1000毫升，文火煎煮滤取药液2次，合并2次药液，倒入盆中，加入蜂蜜，加盖不让水蒸气进入，用旺火隔水蒸2小时，离火待冷装瓶。

服食方法

日服2次，每次服10克，饭后温开水送服。

药膳功效

本方具有益气补肾的作用。

金樱子补肾蜜膏

药膳配方

蜂蜜、金樱子各200克。

制作程序

金樱子剖开去核，洗净，煎煮后去渣，煎液小火浓缩后加入蜂蜜。

服食方法

日服2次，每次10~15克，温开水冲服。

药膳功效

本方能够补益肝肾，调治肾虚。

第三章

祛斑养颜的药膳

皮肤衰老是全身器官衰老的一部分，随着年龄增长，最容易看到衰老迹象的就是皮肤。皮肤衰老最明显的变化是皱纹增多，另外，还可伴随出现疣、黄褐斑、皮赘等，而其中黄褐斑最为常见。黄褐斑又名肝斑，是发生于面部的黄褐色或深褐色斑片。其大小不定，形状不规则，边界清楚，常分布于颧、颈、鼻或口周，无任何自觉症状，但可影响美观。黄褐斑多见于女性，部分男性也会发生。黄褐斑可以由各种不同的原因引起，如痛经、慢性盆腔炎、长期口服避孕药、妊娠期营养不良、贫血、内分泌障碍或慢性疾病等。

若在中年时就注意全面的身体保健，再通过饮食保养，是可以达到消斑养颜、延缓肌肤衰老的效果的。在天然食品中，具有保养皮肤和消除雀斑功效的食物有许多类，如富含硒的食物，如谷类、奶类、芝麻、各种肉类及动物的眼睛；富含核酸的食物，如鱼类、动物肝、酵母、藻类；富含谷胱甘肽的食物，如西红柿、葱类、藻类、大蒜。

粥类药膳 16 道

芍药花粥

药膳配方

粳米 100 克，白芍药花 2 朵，红糖 10 克，冷水适量。

制作程序

1. 粳米淘洗干净，用冷水浸泡半小时，捞出，沥干水分。

2. 将白芍药花花瓣漂洗干净。

3. 取锅加入冷水、芍药花，煮沸约 10 分钟，滤取浓汁。

4. 将锅洗净，加入冷水、粳米，先用旺火煮开，然后改用小火熬煮，至粥将成时加入芍药浓汁、红糖，续煮至粥成即可。

药膳功效

养血柔肝，祛除面斑，使气血充沛、容颜红润。

桂花粥

药膳配方

桂花 10 克，粳米 100 克，白糖 15 克，冷水适量。

制作程序

1. 粳米淘洗干净，用冷水浸泡半小时，捞出，沥干水分。

2. 将桂花中杂质拣去，用冷水漂洗干净。

3. 取锅放入冷水、粳米，先用旺火煮开，然后改用小火熬煮，至粥成时加入桂花、白糖搅匀，候再沸，即可盛起食用。

药膳功效

美白肌肤，排解体内毒素，止咳化痰。

辣椒粥

药膳配方

粳米 100 克，辣椒 1 个，猪肉末 50 克，沙拉油 10 克，盐 1.5 克，冷水 1000

毫升。

制作程序

1. 粳米淘洗干净，用冷水浸泡半小时，捞出，沥干水分。

2. 辣椒去蒂、子，冲洗干净，切成粒。

3. 坐锅点火，下沙拉油烧至五成热，将辣椒粒与猪肉末一起下锅，煸炒后取出。

4. 另取一锅，加入约 1000 毫升冷水，放入粳米，先用旺火煮开，再改用小火煮，至粥将成时加入辣椒肉末，再煮 5 分钟，放入盐拌匀，即可盛起食用。

药膳功效

美容养颜，调节经血，减肥健体。

茉莉花粥

药膳配方

糯米 100 克，葡萄干 10 克，茉莉花 10 朵，冰糖 50 克，冷水 1000 毫升。

制作程序

1. 糯米淘洗干净，用冷水浸泡 3 小时，捞出，沥干水分。

2. 葡萄干、茉莉花均洗净备用。

3. 锅中加入约 1000 毫升冷水，将糯米放入，用旺火煮至米粒开花，加入葡萄干、茉莉花和冰糖，继续煮至米烂粥稠，即可盛起食用。

药膳功效

本方具有疏肝明目、润肤祛斑、生津止渴、祛痰、治痢、通便利水、祛风解表、疗瘘、坚齿、益气力、降血压、强心、防龋、防辐射损伤、抗癌、抗衰老之功效。

玫瑰花粥

药膳配方

粳米 100 克，樱桃 50 克，玫瑰花 5 朵，白糖 50 克，冷水 1000 毫升。

制作程序

1. 将未全开的玫瑰花采下，轻轻摘下花瓣，用冷水漂洗干净。

2. 粳米淘洗干净，用冷水浸泡半小时，捞出。

3. 锅中加入约 1000 毫升冷水，将粳米放入，先用旺火烧沸，然后用小火熬煮成粥。

4. 粥内放入玫瑰花瓣、樱桃、白糖，再煮 5 分钟，即可盛起食用。

药膳功效

清热、解酒、解暑、养颜、祛斑。

月季花粥

药膳配方

粳米 100 克，桂圆肉 50 克，月季花 5 朵，蜂蜜 50 克，冷水 1000 毫升。

制作程序

1. 粳米淘洗干净，用冷水浸泡半小时，捞出。

2. 桂圆肉切成末。

3. 月季花瓣用水洗净，撕成小块。

4. 锅中加入约 1000 毫升冷水，将粳米、桂圆肉末放入，用旺火烧沸，然后改用小火熬煮成粥，放入蜂蜜、月季花，搅拌均匀，即可盛起食用。

药膳功效

排毒养颜，调节内分泌，调经止带。

枇杷粥

药膳配方

西米 100 克，枇杷 6 枚，白糖 10 克，冷水 1000 毫升。

制作程序

1. 将枇杷冲洗干净，撕去外皮，剔去枇杷核。

2. 西米洗净，入沸水锅略氽后捞出，再用冷水反复漂洗。

3. 取锅加入约 1000 毫升冷水，加入西米，用旺火烧沸后下入枇杷，改用小火熬煮成粥，以白糖调味即成。

药膳功效

防癌、润肺、健胃、养颜、祛斑。

白兰花粥

药膳配方

糯米 100 克，红枣 50 克，白兰花 4 朵，蜂蜜 30 克，白糖 15 克，冷水 1000 毫升。

制作程序

1. 将白兰花在含苞待放时采下，择洗干净。

2. 糯米淘洗干净，用冷水浸泡 3 小时，沥干水分。

3. 红枣洗净、去核，切丝备用。

4. 锅中加入约 1000 毫升冷水，将糯米放入，先用旺火烧沸，再改用小火熬煮成粥，加入红枣丝、白糖、蜂蜜、白兰花，再煮约 5 分钟，即可盛起食用。

药膳功效

清除肺热，补肾健胃，益智养颜，祛斑。

二花粥

药膳配方

粳米 100 克，红花 5 克，菊花 5 克，白糖 10 克，冷水 1000 毫升。

制作程序

1. 粳米淘洗干净，用冷水浸泡半小时，捞出，沥干水分。

2. 红花、菊花洗净，去杂质。

3. 把粳米放入锅内，加入约 1000 毫升冷水，置旺火上烧沸，再用小火煮熬至八成熟时，加入红花、菊花、白糖，搅拌均匀，继续煮至粥熟，即可盛起食用。

药膳功效

排毒养颜，调节内分泌，祛斑美容。

山药扁豆粥

药膳配方

粳米 100 克，鲜山药 30 克，白扁豆 20 克，白糖 15 克，冷水 1200 毫升。

制作程序

1. 粳米淘洗干净，用冷水浸泡半小时，捞出，沥干水分。

2. 鲜山药刮洗干净，切成小块备用。

3. 白扁豆洗净备用。

4. 锅中加入约 1200 毫升冷水，放入白扁豆、粳米，用旺火烧沸，搅拌几下，然后将山药块加入，改用小火熬煮，待米烂成粥时加入白糖，搅拌均匀，再稍煮片刻即可。

药膳功效

补血养颜，丰肌泽肤，消斑祛色素，补益脾胃，调中固肠。

西米橘子粥

药膳配方

橘子 3 个，西米 150 克，白糖 100 克，山楂糕 20 克，冷水 1500 毫升。

制作程序

1. 橘子剥皮，撕去筋络，逐瓣分开，用竹签捅出橘核，切成小块。

2. 西米淘洗干净，用冷水浸泡发好；山楂糕切成细丁。

3. 取锅放入约 1500 毫升冷水，加入西米，用旺火煮沸，再加入白糖、橘子，待煮沸后装入碗内，撒上山楂糕丁即成。

药膳功效

理气润肺，醒酒止痢，美容护肤，祛斑养颜。

加味四君粥

药膳配方

人参、白术、白茯苓、麦冬、炙甘草、车前子各 3 克，桂心 1.5 克，粳米 100 克，红糖少许，冷水适量。

制作程序

1. 以上 7 味放入砂锅内，水煎，去渣取汁。

2. 砂锅洗净倒原药汁，再加入洗净的粳米煮成粥，加入红糖调味即成。

服食方法

每日 1 次，空腹食。

药膳功效

理气润肺，醒酒止痢，美容护肤，祛斑养颜。

莲枣薏仁粥

药膳配方

薏仁 150 克，莲子 50 克，红枣 5 颗，冰糖 15 克，冷水 1000 毫升。

制作程序

1. 薏仁淘洗干净，用冷水浸泡 3 小时，捞出，沥干水分。

2. 莲子去莲心，用冷水洗净；红枣洗净去核。

3. 锅中加入约 1000 毫升冷水，放入薏仁，用旺火烧沸，然后加入莲子和红枣，一起焖煮至熟透，最后调入冰糖，稍煮片刻，即可盛起食用。

药膳功效

润泽肌肤，美白补湿，行气活血，调经止痛，可消除粉刺、雀斑、老年斑、妊娠斑、蝴蝶斑、脱屑、痤疮、皲裂等。

木耳红枣粥

药膳配方

粳米 100 克，黑木耳 15 克，红枣 5 颗，冰糖 10 克，冷水 1000 毫升。

制作程序

1. 粳米淘洗干净，用冷水浸泡半小时，捞出，沥干水分。

2. 黑木耳放冷水中泡发，择去蒂，除去杂质，撕成瓣状。

3. 红枣洗净，去核备用。

4. 锅中加入约 1000 毫升冷水，将粳米放入，用旺火烧沸，下入黑木耳、红枣，改用小火熬煮约 45 分钟。

5. 黑木耳、红枣熟烂、粳米成粥后，加入冰糖调好味，再稍焖片刻，即可盛起食用。

药膳功效

补血养颜，丰肌泽肤，消斑祛色素，补益脾胃，调中固肠。

首乌百合粥

药膳配方

糙米 100 克，百合 25 克，何首乌、黄精各 20 克，白果 10 克，红枣 10 颗，蜂蜜 30 克，冷水 1000 毫升。

制作程序

1. 何首乌、黄精均洗净，放入纱布袋中包好；糙米洗净，用冷水浸泡 4 小时，捞出沥干水分。

2. 百合去皮，洗净切瓣，焯水烫透，捞出沥干水分；白果去壳，切开，去掉果中白心；红枣洗净备用。

3. 锅中加入约 1000 毫升冷水，先将糙米放入，用旺火烧沸后放入其他食材，然后改用小火慢煮成粥。

4. 待粥凉以后加入蜂蜜调匀，即可盛起食用。

药膳功效

清热生津、解暑消烦、利咽润肠、祛斑美白，适用于便秘、干咳、心烦口渴、面色无华等病症。

白茄首乌粥

药膳配方

粳米 100 克，白茄子 50 克，绿豆 30 克，何首乌 10 克，白糖 8 克，冷水适量。

制作程序

1. 粳米、绿豆分别洗净，捞出，沥干水分；何首乌、白茄子洗净，白茄子去蒂、去皮，切成小块。

2. 将粳米、绿豆放入锅中，加入适量冷水煮开，将白茄子块、何首乌入锅，转小火继续熬煮。

3. 待米、豆、茄子熟烂后，下入白糖拌匀，再稍焖片刻，即可盛起食用。

药膳功效

散瘀血，消肿痛，治疗寒热，祛风通络，止血，祛除老年斑，润肤养颜。

汤类药膳 15 道

红枣泥鳅汤

药膳配方

红枣（去核）3 颗，泥鳅 200 克，生姜 3 片，盐少许，冷水适量。

制作程序

1. 将泥鳅开膛洗净；红枣洗净去核。

2. 泥鳅加水与红枣、姜片一起煮熟，加入少许盐调味，即可饮汤，食泥鳅、红枣。

药膳功效

补肾益肝，去黑增白。本方适用于肝肾虚损、皮肤粗糙、皮肤发黑等症。

柏子仁炖猪心汤

药膳配方

柏子仁 10 克，猪心 1 个，料酒 10 克，姜 3 克，葱 6 克，盐 3 克，味精 2 克，香油 20 克，胡椒粉 2 克，冷水 1500 毫升。

制作程序

1. 柏子仁洗净，碎成粉状；猪心洗净，切薄片；姜切片，葱切段。

2. 将猪心、柏子仁、料酒、姜、葱同放炖锅内，加水 1500 毫升，置武火上烧沸，再用文火炖煮 28 分钟，加入盐、味精、胡椒粉、香油即成。

药膳功效

生血、活血、养颜。

养颜美容汤

药膳配方

橄榄、桂圆肉各 5 克，枸杞 5 克，冰糖 15 克，沸水适量。

制作程序

1. 将橄榄、桂圆肉、枸杞洗净备用。

2. 将上述食材同时放入沸水锅内，再次滚沸后加入冰糖，冰糖融化后即可食用。

药膳功效

养血柔肝，祛除面斑，使气血充沛、容颜红润。

丝瓜木耳汤

药膳配方

丝瓜 250 克，黑木耳（水发）30 克，白芷 15 克，料酒 10 克，姜 5 克，葱 10 克，盐 3 克，味精 2 克，胡椒粉 2 克，香油 20 克，冷水 1800 毫升。

制作程序

1. 丝瓜去皮，切 3 厘米见方的片；黑木耳洗净；将白芷润透，切片；姜切片，葱切段。

2. 将丝瓜、黑木耳、白芷、姜、葱、料酒同放炖锅内，加水 1800 毫升，武火烧沸，再用文火炖煮 30 分钟，加入盐、味精、胡椒粉、香油即成。

药膳功效

本方适用于阴虚火旺、肌肤不润、面色无华、眼角鱼尾纹多等症。

扁豆木耳冬瓜汤

药膳配方

扁豆 75 克，黄豆 75 克，木耳 19 克，冬瓜 750 克，姜 2 片，盐适量，冷水适量。

制作程序

1. 木耳用清水浸软，洗净；扁豆和黄豆洗干净；冬瓜洗净，切厚块。

2. 煲滚适量水，下扁豆、黄豆、冬瓜、木耳、姜片，沸滚后改文火煲 2 小时，下盐调味即成。

药膳功效

美白肌肤，排解体内毒素，止咳化痰。

辣椒叶鸡蛋汤

药膳配方

辣椒叶 250 克，鸡蛋 3 只，生姜 3 片，花生油 10 克，盐 5 克，沸水 800 毫升。

制作程序

1. 辣椒叶洗净。

2. 热锅下花生油、姜片，将鸡蛋去壳，两面煎至金黄色，加入沸水 800 毫升，煮沸 15 分钟后，放入辣椒叶，滚至辣椒叶熟，加盐调味即可。

药膳功效

生血、活血、养颜。

花旗参薏仁花生汤

药膳配方

花旗参片 19 克，薏仁 38 克，花生 75 克，猪瘦肉 300 克，红枣 4 颗，姜 2 片，盐适量，冷水适量。

制作程序

1. 洗干净花旗参、薏仁和花生；红枣去核洗净；洗干净猪瘦肉，汆烫后再冲洗干净。

2. 煲滚适量水，放入花旗参片、薏仁、花生、猪瘦肉、红枣和姜片，水滚后改文火煲约 2 小时，下盐调味即成。

药膳功效

润泽肌肤、美白补湿、行气活血、调经止痛，可消除粉刺、雀斑、老年斑、妊娠斑、蝴蝶斑、脱屑、痤疮、皲裂等。

银耳冰糖汤

药膳配方

银耳（水发）30 克，冰糖 30 克，冷水 500 毫升。

制作程序

1. 将银耳用温水发透，撕成瓣状；冰糖打碎。

2. 将银耳放入锅内，加水 500 毫升，武火烧沸，改用文火炖 45 分钟，加入冰糖即成。

药膳功效

本方适用于皮肤不润、面黑等症。

排骨豆腐虾皮汤

药膳配方

猪排骨 250 克，北豆腐 400 克，虾皮 25 克，洋葱 50 克，蒜 1 瓣、鸡蛋 1 只（打散），姜、葱段、料酒各适量，冷水适量。

1. 猪排骨加水煮沸撇沫，加上姜、葱段、料酒小火煮烂。

2. 熟后加北豆腐块、虾皮煮熟，再入洋葱、蒜、鸡蛋煮几分钟至熟，调胡椒粉、盐、味精各适量，再沸后服食。

药膳功效

排毒养颜、调节内分泌、调经止带，对妇科疾病有很好的疗效。

润肤蔬菜汤

药膳配方

银耳 20 克，海带结 75 克，丝瓜 1 根，荸荠 5 个，西蓝花 225 克，玉竹 35 克，天门冬 15 克，盐、香油各少许，冷水适量。

制作程序

1. 银耳泡软，去除黄色硬蒂；海带结洗净；丝瓜洗净，去皮切块；荸荠去皮，洗净；西蓝花洗净，切小块备用。

2. 锅中倒入适量水，加入西蓝花以外的以上用料，煮 20 分钟，再加入西蓝花续煮约 5 分钟，起锅前加入盐、香油调味即可。

药膳功效

美容养颜，调节经血，减肥健体。

白茅根田螺汤

药膳配方

白茅根 50 克，田螺 500 克，料酒、葱各 10 克，盐、姜各 5 克，味精 2 克，香油 15 克，冷水 1500 毫升。

制作程序

1. 将白茅根洗净，切 3 厘米长的段；田螺去壳、肠杂，洗净切薄片；姜切片，葱切段。

2. 将白茅根、田螺肉、姜、葱，料酒同放炖锅内，加水 1500 毫升，武火烧沸，再用文火炖煮 20 分钟，加入盐、味精、香油调味即成。

药膳功效

本方具有疏肝明目、润肤祛斑、生津止渴的功效。

胡萝卜豆腐烧猪骨汤

药膳配方

胡萝卜 400 克，豆腐 200 克，烧猪骨 400 克，蜜枣 3 颗，植物油 10 克，盐 5 克，冷水 1600 毫升。

制作程序

1. 将胡萝卜去皮，洗净，切成块状；蜜枣洗净。

2. 豆腐用盐水浸泡 3 小时，沥干水。热锅下植物油，将豆腐两面煎至金黄色。

3. 将冷水 1600 毫升放入瓦煲内，煮沸后加入前 4 种用料，武火煲滚后改用文火煲 2 小时，加盐调味即可。

药膳功效

本方具有疏肝明目、润肤祛斑、生津止渴、祛痰治痢、通便利水、祛风解表、疗瘘、坚齿、益气力、降血压、强心、防龋、防辐射损伤、抗癌、抗衰老之功效。

注意事项

脾胃虚弱者慎用。

甲鱼银耳汤

药膳配方

甲鱼 1 只，银耳 50 克，料酒、姜、葱、盐、味精、胡椒粉、香油各少许，冷水 2800 毫升。

制作程序

1. 将甲鱼宰杀后，去头、尾、内脏及爪，将银耳用温水发透，去蒂头，撕成瓣；姜切片，葱切段。

2. 将甲鱼和银耳同放炖锅内，加入料酒、姜、葱、水 2800 毫升，用武火烧沸，再用文火煮 35 分钟，加入盐、味精、胡椒粉、香油即成。

药膳功效

本方适用于阴虚火旺、肌肤不润、面色无华、眼角鱼尾纹多等症。

丝瓜芽菜豆腐鱼尾汤

药膳配方

丝瓜 200 克，绿豆芽 150 克，豆腐 2 块，鲩鱼尾 400 克，姜 2 片，花生油 10 克，盐 5 克，沸水 800 毫升。

制作程序

1. 将丝瓜刨去绿色棱边，切成块状，洗净；绿豆芽洗净；豆腐放入冰柜急冻 30 分钟；鲩鱼尾去鳞，洗净。

2. 热锅下花生油、姜片，将鲩鱼尾两面煎至金黄色，加入沸水 800 毫升，煮 30 分钟后加入豆腐、丝瓜、绿豆芽，滚熟以上用料，加盐调味即可。

药膳功效

防癌、润肺、健胃、养颜、祛斑。

注意事项

本方寒凉，脾胃虚寒者慎用。

蔬菜山楂汤

药膳配方

西洋菜 300 克，西红柿 2 个，豆腐 2 块，干红椒 4 个，蒜 3 瓣，橄榄油 1 大匙，山楂 7 克，甘草 3 克，盐适量，冷水适量。

制作程序

1. 西洋菜洗净，切段；豆腐洗净，切长条；西红柿洗净，切成半月形小块；红辣椒和蒜切片。

2. 锅中放入橄榄油，将干红椒和蒜爆香，倒入适量水，加入豆腐、西红柿、山楂、甘草，煮滚，再加入西洋菜续煮 2 分钟，加入盐调味即可。

药膳功效

既有润肤、乌发、美容作用，又有清暑泻火的功能，还可防癌抗癌。

羹类药膳 10 道

山药红枣羹

药膳配方

山药 100 克，松仁、瓜子仁各 10 克，红枣 5 颗，白糖 10 克，淀粉 5 克，冷水适量。

制作程序

1. 山药洗净去皮，切成小丁；红枣去核，洗净备用。

2. 锅中加入约 1000 毫升冷水，加入山药丁、红枣、松仁和瓜子仁，用中小火熬煮至熟。

3. 淀粉加入适量冷水调匀，缓缓下入锅中，勾芡调成羹，最后下入白糖，搅拌均匀，即可盛起食用。

药膳功效

补肾益肝，去黑增白。本方适用于肝肾虚损、皮肤粗糙、皮肤发黑等症。

芦荟汁白果羹

药膳配方

白果 20 克，鸡肉 50 克，芹菜 20 克，鸡蛋 3 只，鱼丸 4 个，香菇 2 个，芦荟汁 30 克，米酒 10 克，酱油 10 克，盐 3 克，高汤 500 克，冷水适量。

制作程序

1. 白果去壳，洗净，去除果心；香菇去蒂，用温水浸泡后洗净、切片；芹菜洗净，切末。

2. 鸡肉切块，加入酱油、米酒、香菇片，盛于蒸碗中，将高汤、鱼丸、白果、盐加入碗中拌匀。

3. 鸡蛋打入碗中，用筷子搅散。

4. 将蛋液与芦荟汁混合，倒入蒸碗中，上笼蒸 25 分钟左右，熄火前加入芹菜末即可。

药膳功效

清热生津，解暑消烦，利咽润肠，祛斑美白，适用于便秘、干咳、心烦口渴、面色无华等病症。

三丝火腿羹

药膳配方

大白菜丝 200 克，素鲍鱼丝、香菇丝各 30 克，火腿丝 50 克，金针菇 20 克，发菜 10 克，盐 4 克，味精 2 克，白胡椒粉 2 克，沙拉油 12 克，素高汤 300 克，淀粉、冷水适量。

制作程序

1. 发菜洗净放入碗内，加入适量盐，用热水浸泡半小时，再充分清洗干净。

2. 坐锅点火，放入沙拉油烧至六成热时，加入素高汤，加入大白菜丝、火腿丝、香菇丝、金针菇，同煮 5 分钟。

3. 汤内加入盐、味精、白胡椒粉调味，放入发菜、素鲍鱼丝再煮 2 分钟，最后加入水淀粉勾好芡，即可盛起食用。

药膳功效

养血柔肝，祛除面斑，使气血充沛、容颜红润。

太极金笋羹

药膳配方

胡萝卜400克，鸡胸肉100克，熟火腿末15克，鸡蛋清50克，盐4克，味精2克，香油3克，湿淀粉25克，沙拉油6克，鸡汤800克，鸡油30克，冷水适量。

制作程序

1. 先将胡萝卜洗净，用刀切成薄片，下沸水锅中煮约1分钟捞起，放进搅拌器内，加入少许鸡汤，搅成泥状备用。

2. 将鸡胸肉去筋皮，切成薄片，盛在冷水碗内，浸泡20分钟后捞出晾干，剁成泥，盛在碗里，加入鸡蛋清，用手勺慢慢搅匀，调成稀浆鸡肉末。

3. 炒锅加入鸡汤100克，烧至五六成热时，加入湿淀粉和鸡肉末煮至微沸，调入盐、味精、香油，拌匀备用。

4. 炒锅下入沙拉油，放入胡萝卜泥略炒，加入剩余鸡汤和火腿末煮沸，调入盐、味精、鸡油推匀，即可装入汤碗中，把煮好的鸡肉末点缀在胡萝卜羹上面即成。

药膳功效

既有润肤、乌发、美容的作用，又有清暑泻火的功能，还可防癌、抗癌。

瓠子猪蹄羹

药膳配方

猪蹄1只（约400克），瓠子250克，盐2克，味精1克，酱油8克，冷水适量。

制作程序

1. 将猪蹄刮去毛，刷洗干净，放入沸水锅中焯熟，捞出划开出骨，同时将汤汁滤清备用。

2. 瓠子洗净，剥皮对劈，切成块。

3. 将猪蹄放入砂锅内，加入原汤，加入酱油、盐，用中火烧沸后放入瓠子块，再用小火炖至猪蹄烂熟入味，下味精拌匀，即可盛起食用。

药膳功效

补血养颜，丰肌泽肤，消斑祛色素，补益脾胃，调中固肠。

水果什锦奶羹

药膳配方

苹果1个，梨1个，香蕉1只，菠萝1块，猕猴桃1个，草莓4个，甜奶粉20克，淀粉5克，白糖10克，冷水适量。

制作程序

1. 将苹果、梨、香蕉、菠萝、猕猴桃、草莓整理干净，切丁备用。

2. 锅内加入适量冷水，放入所有水果丁，用中火熬煮。

3. 待水果丁烧沸后，放入甜奶粉以及淀粉、白糖，不停搅拌成糊状，即可盛起食用。

药膳功效

清热生津，解暑消烦，利咽润肠，祛斑美白，适用于便秘、干咳、心烦口渴、面色无华等病症。

黄鱼豆腐羹

药膳配方

黄鱼肉 200 克，豆腐 250 克，熟火腿末、豌豆各少许，高汤 300 克，干淀粉、湿淀粉、蛋清、盐、沙拉油、葱末、香油、胡椒粉、味精、冷水各适量。

制作程序

1. 豆腐切小块，焯水；黄鱼蒸熟，切丁，倒在盛有蛋清的碗内，加入盐和干淀粉上浆。

2. 鱼丁入热油锅炒至呈白色时倒入漏勺，沥油。

3. 黄鱼丁、豆腐丁、豌豆入锅，加高汤，放盐、胡椒粉、料酒等，烧滚，湿淀粉勾稀芡，淋上香油，撒上味精、火腿末即可。

药膳功效

适用于肝肾虚损、视物不清、皮肤无弹性等症。

西米牛肉羹

药膳配方

牛肉末 50 克，水发小西米 150 克，鸡蛋 1 只，料酒 8 克，盐 1.5 克，味精 1 克，湿淀粉 30 克，大油 20 克，高汤 600 克，冷水适量。

制作程序

1. 水发西米放入锅内，加入沸水半锅，置小火上再沸时离火，待涨发半小时后用冷水浸泡。

2. 将锅重新上火，再加半锅冷水烧沸，将西米回锅，煮沸时即离火，如此连续煮 3 次，至西米中心无白心即可。

3. 炒锅置旺火上，下大油、牛肉末炒散，加入高汤、盐、味精、料酒、西米烧沸，下湿淀粉推匀后，淋入打散的鸡蛋，边淋边用勺推动使蛋液结成桂花状，盛出装大汤碗里即可。

药膳功效

开胃消食，补血益血，润肤养颜。

山药羊奶羹

药膳配方

山药 50 克，鲜羊奶 300 克，蜂蜜 20 克。

制作程序

1. 山药洗净、去皮，在锅中炒至微黄，轧碎为细末。

2. 坐锅点火，倒入鲜羊奶，用中火烧煮，待沸时加入山药末拌匀，最后用蜂蜜调好味，即可盛起食用。

药膳功效

补血润肤，祛斑美白。

鸡肉末豆花羹

药膳配方

香菇片 35 克，鸡脯肉 25 克，鸡蛋 4 只，熟火腿末 10 克，虾仁 30 克，笋片 30 克，鱼片 25 克，盐 4 克，料酒 25 克，味精 2 克，湿淀粉 20 克，高汤 1000 克，冷水适量。

制作程序

1. 将鸡脯肉洗净，剔去粗筋，剁成极细的蓉泥，盛放碗内，加少许冷水、料酒、盐、味精、湿淀粉，用筷子搅拌均匀。

2. 将鸡蛋清打入碗中，用筷子按同一方向搅拌成糊状，倒入鸡肉末碗中拌匀待用。

3. 炒锅上火烧热，倒入高汤烧沸，放入笋片、香菇片、虾仁、鱼片和料酒、盐、味精，烧沸后撇去浮沫。

4. 原锅改用中火，鸡肉末糊慢慢拖放入汤水中，见凝聚并浮起，呈豆花形时，用漏勺捞起，将汤水先出锅盛装在汤碗中，然后放入鸡肉末豆花，撒上火腿末即可。

药膳功效

润肤养颜，补血益气。

汁类药膳 4 道

西红柿荸荠汁

药膳配方

荸荠、西红柿各 200 克，白糖 30 克。

制作程序

1. 荸荠洗净，去皮，切碎，放入榨汁机中榨取汁液。

2. 西红柿洗净，切碎，也用榨汁机榨成汁。

3. 将西红柿、荸荠的汁液倒在一个杯中混合，加入白糖搅匀即成。

药膳功效

补血养颜，丰肌泽肤，消斑祛色素，补益脾胃，调中固肠。

西红柿甜椒汁

药膳配方

西红柿 1000 克，红甜椒 1 个，罗勒叶 3 片，咖啡 20 克，盐 3 克，胡椒粉 1 克。

制作程序

1. 西红柿去皮，洗净，切成块；红甜椒洗净去子，切成小丁。

2. 将西红柿块和红甜椒丁放入榨汁机内打成汁，然后加入咖啡，搅拌均匀。

3. 将盐和胡椒粉加入汁中拌匀，然后置于冰箱里冰镇，取出饮用时将罗勒叶放在面上即成。

药膳功效

养血柔肝，祛除面斑，使气血充沛，容颜红润。

西红柿黄瓜汁

药膳配方

西红柿 3 个，小黄瓜 1 根，洋葱 1 个，西芹 1 根，凉开水 50 毫升。

制作程序

1. 西红柿洗净，去蒂，切成小块；小黄瓜洗净，和洋葱一同切成小块；西芹洗净，切成小段。

2. 将上述材料分别放入榨汁机中榨取汁液。

3. 将榨汁机中的蔬菜汁倒入杯中，加入凉开水调匀即可。

药膳功效

本方具有疏肝明目、润肤祛斑、生津止渴、降血压、强心、防辐射损伤、抗癌、抗衰老之功效。

甜瓜柠檬汁

药膳配方

甜瓜 1 个，柠檬 1/4 个，凉开水 80 毫升，冰块 3 块。

制作程序

1. 甜瓜洗净，去子，切成小块；柠檬去皮，果肉切块。

2. 把甜瓜块、柠檬块放到榨汁机中榨取汁液，搅打均匀后倒入杯子中，加入凉开水和冰块即可。

药膳功效

美容养颜，减肥健体。

蜂产品药膳 5 道

芹菜蜜饮

药膳配方

鲜芹菜 100～150 克，冷水、蜂蜜各适量。

制作程序

芹菜洗净捣烂绞汁，加适量水，与蜂蜜同炖温服。

服食方法

每日 1 次。

药膳功效

本方能够祛斑养颜、安神降压。

蜂蜜女贞丸

药膳配方

蜂蜜、女贞子、旱莲草各 100 克，冷水 500 毫升。

制作程序

将女贞子炒干研制成粉末；旱莲草浸水 4 小时后加水 500 毫升，文火煎熬浓缩成膏，加入女贞子粉，调入蜂蜜，炼至 100℃成浓膏，制成丸，每丸 5 克。

服食方法

每日早晚各服 1 丸，淡盐水冲服。

药膳功效

本方能够提高免疫力、祛斑养颜。

胡麻红枣蜜羹

药膳配方

白蜜 200 克，胡麻 300 克，红枣 100 克。

制作程序

红枣去核加水熬成膏。胡麻淘净略蒸，晒干，用水淘去沫再蒸，如此重复 9 次后炒香研为末，加入白蜜、红枣膏混匀。

服食方法

每次服 5～10 克，每日 2 次。

药膳功效

补血安神，祛斑养颜。

蜂蜜萝卜饮

药膳配方

蜂蜜 40 克，白萝卜 200 克。

制作程序

榨取萝卜汁液，兑入蜂蜜搅匀。

服食方法

早晚分 2 次服下。

药膳功效

本方能够祛斑养颜、通利二便、强身健体。

醋蛋蜜汁

药膳配方

蜂蜜 150 ~ 200 克，鸡蛋 1 只，醋 150 ~ 180 克。

制作程序

鸡蛋放入醋中浸泡 2 ~ 3 日，以蛋壳泡软为度。将蛋液取出，分成 3 ~ 5 份。

服食方法

每日早晨用蛋液 1 份冲开水，再加蜂蜜 30 ~ 40 克搅匀，空腹内服。以 15 ~ 40 只鸡蛋用量为 1 个疗程。

药膳功效

本方能够祛斑养颜、强身健体、消毒杀菌。

第四章

增加食欲的药膳

所谓的"食欲"，是一种想要进食的生理需求。一旦这种需求低落，甚至消失，即称为食欲不振。一般中年人由于身体疲劳、精神紧张、运动量不足等许多因素的叠加，就会出现食欲不振的症状。经常食欲不振会造成营养不良、体重逐渐下降等后果。

治疗食欲不振，可用酸性食品（如山楂、酸梅等）或辛辣食物（如辣椒、胡椒、葱、蒜等）配制药膳，这样，能够有效增进胃口。

粥类药膳 13 道

山楂红糖粥

药膳配方

粳米 100 克，山楂 6 颗，红糖 50 克，冷水适量。

制作程序

1. 粳米淘洗干净，用冷水浸泡半小时，捞出，沥干水分。

2. 将山楂冲洗干净，去核切碎。

3. 取锅放入冷水、山楂、粳米，先用旺火煮开，然后改用小火熬煮，至粥成时加入红糖调味，即可盛起食用。

药膳功效

开胃消食，补血益血。

黑米党参山楂粥

药膳配方

黑米 100 克，党参 15 克，山楂 10 克，冰糖 10 克，冷水 1200 毫升。

制作程序

1. 黑米淘洗干净，用冷水浸泡 3 小时，捞起，沥干水分。

2. 党参洗净、切片；山楂洗净，去核切片。

3. 锅内加入约 1200 毫升冷水，将黑米、山楂片、党参片放入，先用旺火烧沸，然后转小火煮 45 分钟，待米粥熟烂，调入冰糖，即可盛起食用。

药膳功效

增食欲，消食积，散瘀血，驱绦虫，止痢疾。

山楂丹参粥

药膳配方

粳米 100 克，干山楂片 30 克，丹参 15 克，白糖 15 克，冷水适量。

制作程序

1. 粳米淘洗干净，用冷水浸泡半小时，捞出，沥干水分。

2. 将干山楂片用温水浸泡，洗净；丹参洗净。

3. 取锅放入冷水、山楂片、丹参，煮沸后约 15 分钟，滤去渣滓，加入粳米，用旺火煮开后改小火，续煮至粥成，再加入白糖调好味，即可盛起食用。

药膳功效

增食欲，消食积，益气健脾。

乌梅粥

药膳配方

粳米 100 克，乌梅 30 克，冰糖 15 克，冷水适量。

制作程序

1. 乌梅洗净，去核。

2. 粳米淘洗干净，用冷水浸泡半小时，捞出，沥干水分。

3. 锅中加入适量冷水，放入乌梅，煮沸约 15 分钟。

4. 将粳米放入乌梅汤中，先用旺火烧沸，再改用小火熬煮成粥，加入冰糖拌匀，即可盛起食用。

药膳功效

本方具有增加食欲，促进消化，消除炎症，杀菌止痢的功效。

木瓜胡萝卜玉米粥

药膳配方

粳米 60 克，木瓜、胡萝卜各 50 克，熟玉米 80 克，盐 2 克，冷水 600 毫升。

制作程序

1. 粳米淘洗干净，浸泡半小时后捞出，沥干水分。

2. 粳米放入锅中，加入约 600 毫升冷水，用小火慢慢熬煮。

3. 木瓜去皮、子，胡萝卜洗净去皮，放入锅内蒸熟，两者一同放入搅拌器内，搅成蓉备用。

4. 将木瓜、胡萝卜蓉加入粥内，并放入熟玉米，煮沸后加入盐搅匀，即可盛起食用。

药膳功效

增进食欲，提高免疫力，可以显著减轻溃疡症状。

姜茶乌梅粥

药膳配方

绿茶 5 克，生姜 10 克，乌梅肉 30 克，粳米 100 克，红糖 15 克，冷水适量。

制作程序

1. 粳米淘洗干净，用冷水浸泡半小时，捞出，沥干水分。

2. 将绿茶、生姜、乌梅肉放入锅中，加入适量冷水煎煮，去渣取汁。

3. 将粳米放入汁中，用旺火烧沸，搅拌几下，改用小火熬煮，待粥将熟时调入红糖，搅拌均匀，即可盛起食用。

药膳功效

暖胃止痛，促进肠蠕动，消除炎症，增加食欲。

西米酸梅粥

药膳配方

西米 100 克，酸梅粉 50 克，白糖 50 克，冷水 1000 毫升。

制作程序

1. 将西米淘洗干净，用冷水浸泡 2 小时，捞出，沥干水分。

2. 取锅加入约 1000 毫升冷水，加入西米，先用旺火烧沸，然后改用小火熬煮。

3. 见西米浮起、呈稀粥状时，加入酸梅粉、白糖，待再次烧沸后稍焖片刻，即可盛起食用。

药膳功效

生津止渴，促进胃液分泌，增强食欲，防暑降温。

芡实薏仁粥

药膳配方

芡实、薏仁各 100 克，素肉、槟榔干各 75 克，盐 3 克，冷水 2000 毫升。

制作程序

1. 芡实、薏仁均洗净，泡水 3 小时，捞出，沥干水分。

2. 槟榔干洗净，切片；素肉泡软备用。

3. 锅中注入约 2000 毫升冷水，放入芡实及薏仁，先用旺火烧沸，然后改小火煮至软烂，加入素肉及槟榔干，继续煮 5 分钟，最后加入盐拌匀，出锅装碗即可。

药膳功效

补气、健脾、固肾，适合于脾胃弱、食欲不振者日常食用。

蔷薇花粥

药膳配方

粳米 100 克，干蔷薇花 5 朵，绿豆 50 克，白糖 60 克，冷水适量。

制作程序

1. 绿豆淘洗干净，用冷水浸泡 2～3 小时，粳米淘洗干净，浸泡半小时。

2. 取锅加入冷水、干蔷薇花，煮沸约 15 分钟，过滤去渣。

3. 将绿豆、粳米捞出，沥干水分，然后将净锅上火，加入冷水、绿豆、粳米，先用旺火煮开，然后改用小火熬煮，至粥将成时兑入蔷薇花汤汁，下白糖调匀，再略煮片刻，即可盛起食用。

药膳功效

祛风，活血，解毒，清热利湿，增进食欲。

鸡内金粉粥

药膳配方

鸡内金 6 克，干橘皮 3 克，砂仁 1.5 克，粳米 30 克，白糖少许，冷水适量。

制作程序

1. 将鸡内金、干橘皮、砂仁共研成细末，待用。

2. 将粳米淘洗干净放入锅内，加鸡内金、干橘皮、砂仁细末，加水搅匀，置武火上烧沸，再用文火熬熟，加入白糖即成。

药膳功效

消食和胃，用于治疗脾虚湿滞食停所致的脘腹胀闷、食欲不振、体困便溏等病症。

紫米红枣粥

药膳配方

粳米 30 克，紫米 50 克，红枣 8 颗，冰糖 50 克，鲜奶油 40 克，冷水适量。

制作程序

1. 紫米、粳米淘洗干净，紫米用冷水浸泡 2 小时，粳米浸泡半小时。

2. 红枣洗净去核，浸泡 20 分钟备用。

3. 将紫米、粳米、红枣放入锅中，加适量冷水，以旺火煮沸，再转小火慢熬 45 分钟，加入冰糖，继续煮 2 分钟至冰糖溶化，最后加入鲜奶油，即可盛起食用。

药膳功效

发汗解表，温中止呕，增加食欲。

荸荠萝卜粥

药膳配方

粳米 100 克，荸荠 30 克，萝卜 50 克，白糖 10 克，冷水 1000 毫升。

制作程序

1. 荸荠洗净、去皮，一切两半；萝卜洗净，切成 3 厘米见方的块。

2. 粳米淘洗干净，用冷水浸泡半小时，捞出，沥干水分。

3. 锅中加入约 1000 毫升冷水，将粳米放入，用旺火烧沸，放入荸荠、萝卜块，改用小火熬煮成粥。

4. 白糖入锅拌匀，再稍焖片刻，即可盛起食用。

药膳功效

生津止渴、健胃消食，适用于食欲不振者。

鸭梨粥

药膳配方

粳米 100 克，鸭梨 3 个，冰糖 50 克，冷水适量。

制作程序

1. 将鸭梨冲洗干净，剔去梨核，切成小块。

2. 粳米淘洗干净，用冷水浸泡半小时，捞出，沥干水分。

3. 锅中加冷水，将鸭梨块放入，煮约半小时，滤去梨渣，然后加入粳米，用旺火烧沸后，再改用小火熬煮成粥，最后加入冰糖调味即可。

药膳功效

生津止渴、健胃消食，宜于食欲不振者服用。

汤类药膳 23 道

鸡骨草猪肉汤

药膳配方

鸡骨草 30 克，猪瘦肉 150 克，蜜枣 5 颗，盐 5 克，冷水 1800 毫升。

制作程序

1. 鸡骨草洗净，浸泡 30 分钟；蜜枣洗净。

2. 猪瘦肉洗净，飞水。

3. 将冷水 1800 毫升放入瓦煲内，煮沸后加入以上用料，武火煲滚后改用文火煲 2 小时，加盐调味即可。

药膳功效

清肝泻火，适用于肝功能异常，胆囊炎，烟酒过多或频繁熬夜引起的胁肋不适、倦怠口苦、烦躁易怒、食欲欠佳等症。

注意事项

本方寒凉，脾胃虚寒者慎用。

醋煮鲤鱼汤

药膳配方

鲤鱼 1 条（约 500 克），醋 50 毫升，茶叶 30 克，冷水适量。

制作程序

1. 将鲤鱼刮鳞去内脏，洗净切段。

2. 鲤鱼与醋、茶叶共入一锅内，加适量水以文火煨至鱼熟即成。

药膳功效

增食欲，消食积，散瘀血。

荷叶冬瓜薏仁汤

药膳配方

鲜荷叶半张，冬瓜 500 克，薏仁 30 克，盐、味精各 3 克，冷水适量。

制作程序

1. 荷叶洗干净；冬瓜去皮，洗净，切 4 厘米长、2 厘米宽的块；薏仁去泥沙，淘洗干净。

2. 薏仁、荷叶、冬瓜同放炖锅内，加水适量，置武火上烧沸，再用文火炖35 分钟，除去荷叶，加入盐、味精即成。

药膳功效

增食欲，消食积，益气健脾。

鸭舌笋菇汤

药膳配方

鸭舌 50 克，冬笋、香菇各 30 克，胡椒、米醋、酱油各少许，冷水适量。

制作程序

1. 将鸭舌洗净；冬笋剥壳洗净；香菇泡后洗净。3 料分别切成细丝。

2. 以上食材共入一锅加适量水煮熟，投入米醋、胡椒、酱油，调匀后续煮沸即停火。

药膳功效

开胃消食，补血益血。

老菜脯油菜炖鸡汤

药膳配方

鸡腿 2 只，老菜脯（陈年黑色萝卜干）、油菜各 100 克，姜、盐少许，冷水适量。

制作程序

1. 先将老菜脯切成小段或丁块状；将油菜洗净，茎叶切成易入口的段状；鸡腿冲洗干净后切成适当大小的块状。

2. 以汤锅烧煮开水，煮沸后放进老菜脯、鸡肉、老姜片。

3. 汤汁再次滚沸后，调文火继续煲煮 1 小时。鸡肉熟软后，放进油菜滚煮 5 分钟，再加适量盐调味即可。

药膳功效

能提高食欲和免疫力，可以显著减轻溃疡症状。

笋鸡银芽汤

药膳配方

鸡胸骨架 1 副，竹笋 50 克，绿豆芽 125 克，老姜、葱花、盐、香油少许，冷水适量。

制作程序

1. 将鸡胸骨架洗干净；绿豆芽洗净；竹笋切丝。

2. 煲适量水，待锅里水煮沸后将姜片和鸡胸骨架整块投入。煮 20 分钟左右，见鸡胸肉变得熟白时，捞起骨架将上面的肉剥撕成一条条鸡丝肉。

3. 把鸡骨架放回汤里，以文火继续炖煮约 30 分钟，此时高汤香味逐渐释出，加入切好的笋丝和绿豆芽炖煮约 10 分钟。加少许盐调味，把鸡丝肉加入汤里，再撒上葱花，淋些许香油即可。

药膳功效

本方可增加食欲，促进消化。

豆腐鱼尾汤

药膳配方

豆腐 2 块，榨菜 25 克，鲩鱼尾 250 克，香油、盐适量，冷水 800 毫升。

制作程序

1. 前 3 种用料洗净待用。

2. 用油将榨菜在锅内爆一爆。

3. 放水 800 毫升，稍候片刻下豆腐、鱼尾，煲 1 小时，加香油、盐调味后即可食用。

药膳功效

促进食欲，润肠通便，降低血脂。

西红柿豆腐鱼丸汤

药膳配方

鱼肉、西红柿各 250 克，豆腐 2 块，葱 1 根，香油、盐少许，冷水适量。

制作程序

1. 西红柿洗净切块；豆腐 1 块切成 4 小块；发菜洗净，沥干，切短；葱洗净，切葱花。

2. 将鱼肉洗净，抹干水，剁烂，加盐调味，加入适量水，搅至起胶，放入葱花搅匀，做成鱼丸。

3. 豆腐放入开水煲内，武火煲开放入西红柿，再煲开后放入鱼丸煮熟，加盐、香油调味即可。

药膳功效

清润生津，适用于胃津不足、咽干、口渴多饮、不思饮食、暑热烦渴等症。

注意事项

平时胃寒、胃酸过多者不宜食用。

胡椒姜蛋汤

药膳配方

胡椒 10 克，鸡蛋 3 只，生姜 30 克，花生油 5 克，盐 3 克，沸水 800 毫升。

制作程序

1. 胡椒洗净，用刀背拍碎；生姜去皮，洗净，用刀背拍烂。

2. 烧锅下花生油和生姜；鸡蛋去壳，将两面煎至金黄色，注入沸水 800 毫升，加入胡椒，煮沸 20 分钟左右，加盐调味即可。

药膳功效

暖胃止痛，促进肠蠕动，增加食欲，消除炎症。

注意事项

本方温燥，外感发热、胃热、有虚火者慎用。

胡椒根羊肚汤

药膳配方

胡椒根、党参、淮山药各 30 克，羊肚 1 副，蜜枣 3 颗，盐 5 克，花生油、生粉少许，冷水 2000 毫升。

制作程序

1. 胡椒根、党参、淮山药洗净，浸泡。

2. 将羊肚翻转，用清水冲洗后，用花生油、生粉、盐反复搓擦，直至将黏液和异味去除干净，飞水，刮去羊肚内的黏垢，洗净。

3. 将冷水 2000 毫升放入瓦煲内，煮沸后加入以上用料，武火煲滚后改用文火煲 3 小时，加盐即可。

药膳功效

暖胃止痛，促进肠蠕动，增加食欲。

注意事项

外感热燥、肠胃湿热者慎用。

荔枝干砂仁猪瘦肉汤

药膳配方

荔枝干 30 克，砂仁 15 克，猪瘦肉 400 克，盐 5 克，冷水 800 毫升。

制作程序

1. 荔枝干去核，充分浸泡；砂仁洗净，打碎。

2. 猪瘦肉洗净，与经充分浸泡的荔枝干一同剁烂。

3. 将冷水 800 毫升放入瓦煲内，煮沸后放入剁好的荔枝干、猪瘦肉和砂仁，煲滚 10 分钟，加盐调味即可。

药膳功效

能提高食欲和免疫力，可以显著减轻溃疡症状。

注意事项

外感发热、胃热、湿热泄泻者慎用。

香菇鱼头汤

药膳配方

香菇 30 克，鱼头 1 个（500 克），料酒 10 克，盐 3 克，味精 2 克，姜 5 克，葱 10 克，香油 15 克，冷水 1800 毫升。

制作程序

1. 将香菇洗净，一切两半；鱼头洗净，去鳃，剁成 4 块；姜切片，葱切段。

2. 将香菇、鱼头、料酒、姜、葱同放炖锅内，加水 1800 毫升，置武火上烧沸，再用文火煮 30 分钟，加入盐、味精、香油即成。

药膳功效

发汗解表，温中止呕，增加食欲。

大麦羊肉汤

药膳配方

大麦仁、羊肉各 500 克，草果 5 只，盐少许，冷水适量。

制作程序

1. 羊肉洗净切块，与草果共煮汤，去渣留汤。

2. 大麦仁淘净，入水煮至半熟，捞出再以羊肉、草果熬成的汤煮熟大麦仁，加盐调味即可。

药膳功效

补气、健脾、固肾。适合于脾胃弱、食欲不振者日常食用。

羊肉萝卜荷兰豆汤

药膳配方

羊髀（羊大腿）肉、白萝卜各 500 克，荷兰豆 150 克，草果 10 克，生姜 4 片，盐少许，冷水适量。

制作程序

1. 将羊髀肉斩件，放入开水中滚 5 分钟左右，捞起，洗净沥干。

2. 白萝卜去皮洗净，切厚件；荷兰豆择去蒂、筋，洗干净；草果洗净，切碎。

3. 瓦煲内加入适量冷水，先用文火煲至水开，然后放入以上全部材料，候水再滚起改用中火继续煲 3 小时左右，以少许盐调味即可。

药膳功效

补气、健脾、固肾。适合于脾胃弱、食欲不振者日常食用。

白胡椒猪肚汤

药膳配方

猪肚 1 副，白胡椒 15 克，盐少许，冷水适量。

制作程序

1. 白胡椒打碎，装入洗净的猪肚内，且肚内留少许水分，然后用棉线扎紧肚口。

2. 放入锅内，加水，以文火煨熟，加盐调味即可。

药膳功效

促进胃液分泌，增强食欲。

牡蛎猪爪汤

药膳配方

牡蛎壳 10 克，猪爪 1 只，料酒 10 克，姜 3 克，葱 6 克，盐 3 克，味精 2 克，胡椒粉 2 克，冷水 1800 毫升。

制作程序

1. 牡蛎壳煅后，研成细粉；猪爪去毛、洗净，剁成 4 块；姜切片，葱切段。

2. 将猪爪、牡蛎粉、料酒、姜、葱同放炖锅内，加水 1800 毫升，置武火上烧沸，再用文火炖煮 50 分钟，加入盐、味精、胡椒粉即成。

药膳功效

补气、健脾、固肾。适合于脾胃弱、食欲不振者日常食用。

莼菜豆腐汤

药膳配方

莼菜 200 克，嫩豆腐 250 克，香油、盐少许，沸水适量。

制作程序

1. 莼菜洗净切碎；豆腐漂净切片。

2. 共入沸水锅内，续煮沸，以盐、香油调味即可。

药膳功效

补气、健脾，适合于脾胃弱、食欲不振者日常食用。

鸭肉腌瓜汤

药膳配方

鸭肉 250 克，腌酱瓜 50 克，姜、葱花、胡椒粉少许，冷水适量。

制作程序

1. 将鸭肉洗干净，切块；嫩姜切成丝；酱瓜切成丁块。

2. 以汤锅烧煮开水，滚沸后将鸭肉和姜丝下锅，煮 10 分钟。

3. 将炉火调成文火，加入酱瓜丁和一部分酱汁，继续煲煮 40 分钟，熄火前加入胡椒粉和葱花即可。

药膳功效

补脾开胃。

谷芽汤

药膳配方

稻谷 250 克，冷水适量。

制作程序

1. 将稻谷浸泡在清水中，3 日后取出，用纱布盖好放竹器内，每日洒水保持湿润。

2. 数日后可见嫩芽从纱布孔中伸出，待芽长至寸许时即可取出，晒干备用。

3. 每次取 30 克，以文火熬汤。

药膳功效

祛风，活血，解毒，清热利湿，增进食欲。

土豆汤

药膳配方

土豆 200 克，白糖或红糖少许，冷水适量。

制作程序

1. 将土豆切丝，放入锅内，加水适量，以文火煮熟。

2. 胃热者加白糖，胃寒者用红糖，调匀即可。

药膳功效

和胃、调中、健脾、益气，对食欲不振、胃溃疡、习惯性便秘、热咳及皮肤湿疹有治疗功效。

猴头菇汤

药膳配方

鲜猴头菇 60 克，冷水适量。

制作程序

猴头菇洗净，切片，放入锅内加适量水，以文火煮熟即成。

药膳功效

生津止渴，健胃消食，补脑益智，可治疗食欲不振。

白芷鱼肚汤

药膳配方

白芷 15 克，鱼肚（水发）300 克，料酒 10 克，姜 5 克，葱 10 克，盐 3 克，味精 2 克，胡椒粉 2 克，香油 20 克，冷水 1500 毫升。

制作程序

1. 将白芷润透，切片；鱼肚洗净，切 2 厘米宽、4 厘米长的块；姜切片，葱切段。

2. 将白芷、鱼肚、料酒、姜、葱同放炖锅内，加水 1500 毫升，置武火上烧沸，再用文火炖煮 30 分钟，加入盐、味精、胡椒粉、香油即成。

药膳功效

消食和胃。用于治疗脾虚湿滞食停所致的脘腹胀闷、食欲不振、体困便溏等症。

胡椒咸菜老鸭汤

药膳配方

白胡椒粒 25 克，咸酸菜 50 克，老鸭半只，腊鸭肾 2 个，盐少许，冷水适量。

制作程序

1. 将老鸭去毛、内脏、脂肪，放入开水中稍滚，取出，用清水洗干净。

2. 白胡椒粒洗干净；咸酸菜浸洗干净，切成片状；腊鸭肾用温水浸透，洗干净。

3. 瓦煲内加入适量冷水，先用文火煲至水开，然后放入以上全部材料，候水再滚改用中火继续煲 3 小时左右，熄火前加盐调味即可。

药膳功效

开胃消食，补血益血。

羹类药膳 10 道

玉米酱西红柿羹

药膳配方

西红柿 500 克，玉米酱罐头 1 个，奶油 30 克，盐 1.5 克，味精 1 克，湿淀粉 15 克，香菜 3 克，冷水适量。

制作程序

1. 西红柿洗净，去皮切丁。

2. 坐锅点火，加入适量冷水烧沸，先下入玉米酱稍煮一下，再倒入西红柿丁，续烧至沸。

3. 改小火，将奶油徐徐下入锅中，调入盐、味精，最后用湿淀粉勾稀芡，起锅盛入汤碗中，撒上香菜即成。

药膳功效

开胃消食，补血益血。

银丝香羹

药膳配方

玉米笋 30 克，毛豆 25 克，粉丝 150 克，胡萝卜半根，红尖椒 1 个，香菇 3 个，芹菜 1 棵，沙拉油 5 克，生抽 6 克，香油 3 克，盐 1.5 克，湿淀粉 25 克，姜末 2 克，胡椒粉、味精各 1 克，冷水适量。

制作程序

1. 胡萝卜、玉米笋、红尖椒、香菇均洗净切丁；芹菜洗净切末；粉丝放沸水中烫熟，捞出用冷水冲凉，切断备用。

2. 沙拉油入锅烧热，放入胡萝卜丁、红尖椒丁、香菇丁、玉米笋丁、毛豆爆炒2分钟，加入盐、生抽、姜末和适量冷水，放入粉丝同煮至滚。

3. 下入胡椒粉和味精调味，以湿淀粉勾稀芡，淋上香油，撒入芹菜末，即可盛起食用。

药膳功效

增食欲，消食积，益气健脾。

一品开胃羹

药膳配方

皮蛋2个，豆腐、蜇头、榨菜各50克，盐2克，味精1克，沙拉油5克，白醋3克，湿淀粉10克，葱末4克，清汤300克，冷水适量。

制作程序

1. 皮蛋煮熟切瓣；豆腐、蜇头、榨菜切丝，一同焯水备用。

2. 热锅入沙拉油，下葱末爆香，加入清汤烧沸，放入皮蛋瓣、豆腐丝、蜇头丝、榨菜丝煮5分钟，加入盐、味精、白醋调味，用湿淀粉勾芡，撒上葱末，即可盛起食用。

药膳功效

本方具有增加食欲、促进消化的作用。

肉丝豆腐羹

药膳配方

豆腐2块，猪瘦肉100克，水发木耳20克，水发冬笋15克，盐1.5克，味精1克，料酒3克，沙拉油5克，湿淀粉10克，高汤400克。

制作程序

1. 把豆腐冲洗干净，切成条块；猪瘦肉洗净，切成丝；木耳、冬笋均切成丝。

2. 锅内入沙拉油烧热，将肉丝放入，煸炒几下，加入高汤，加料酒、盐、豆腐、木耳丝及冬笋丝，烧沸后加入味精，用湿淀粉勾芡，即可盛起食用。

药膳功效

增加食欲，提高免疫力，可显著减轻溃疡症状。

橘子山楂桂花羹

药膳配方

橘子、山楂各50克，桂花20克，白糖10克，冷水适量。

制作程序

1. 橘子剥皮、去核，切成小丁；山楂去核，洗净，切片；桂花洗净。

2. 将橘子、山楂、桂花放入炖锅内，加入适量冷水，置旺火上烧沸，改用小火煮 25 分钟，加入白糖，搅拌均匀，即可盛起食用。

药膳功效

增食欲，消食积，散瘀血。

蟹味菇羹

药膳配方

蟹味菇 300 克，葱末 10 克，沙拉油 6 克，盐 1.5 克，面粉 30 克，胡椒粉、味精各 1 克，冷水适量。

制作程序

1. 将蟹味菇去蒂，洗净，切成薄片。

2. 面粉放入碗内，加入适量冷水调成糊。

3. 坐锅点火，入沙拉油烧热，投入葱末爆香，加入蟹味菇片、盐、味精、胡椒粉和适量冷水，烧沸后加入面粉糊，搅拌成稀糊状即可。

药膳功效

促进食欲，润肠通便，降低血脂。

子姜牛柳羹

药膳配方

鲜嫩子姜 50 克，瑶柱 4 粒，嫩牛柳 150 克，香菇 2 个，青豆仁 30 克，鸡蛋 1 只，盐 2 克，沙拉油 3 克，粟粉 10 克，姜丝 3 克，冷水适量。

制作程序

1. 鲜嫩子姜洗净，切成细丝；瑶柱洗净，浸软，撕开；香菇洗净，用冷水浸软，切丝备用。

2. 嫩牛柳洗净切丝，然后再剁碎，用少许沙拉油拌匀；鸡蛋打入碗内，用筷子搅匀备用。

3. 锅内加入适量冷水，下瑶柱、香菇丝和青豆仁，用旺火烧滚，改小火煲约半小时。

4. 姜丝下锅，待滚起时将牛肉末放入，徐徐搅动使之散开，倒入鸡蛋使其成蛋花，以水溶粟粉勾芡，下盐调好味，即可盛起食用。

药膳功效

发汗解表，温中止呕，增加食欲。

酸辣脑羹

药膳配方

猪脑花 2 副（约 300 克），猪瘦肉 50 克，盐 4 克，醋 20 克，姜 25 克，胡椒粉 2 克，酱油 8 克，葱 15 克，味精 1 克，大油 25 克，香油 6 克，水豆粉 30 克，高汤 500 克，冷水适量。

制作程序

1. 将猪脑花泡入冷水内，用左手托起，右手指轻轻拍打数下后撕下薄膜血筋，放入烧沸的淡盐水中煮透，捞起滴干水分，切成1厘米的小块。

2. 猪瘦肉洗净，用刀剁成细颗粒；姜去皮，切成末；葱切成葱末。

3. 锅置旺火上，放入大油烧热，下肉末划散，再加入姜末炒出香味，加酱油上色，加入高汤，加盐、胡椒粉和脑花丁，烧沸后撇去浮沫。

4. 汤内加入味精、水豆粉，勾成流汁芡，最后加入醋、香油和葱末，起锅装入荷叶碗内即可。

药膳功效

益智安神，开胃健脾。

清汤鲈鱼羹

药膳配方

鲈鱼肉150克，莼菜200克，熟鸡丝25克，熟火腿丝10克，陈皮丝2克，料酒15克，味精2.5克，猪油250克（约耗50克），葱段4克，葱丝5克，胡椒粉1克，姜汁水5克，盐4克，湿淀粉25克，熟鸡油10克，鸡蛋清1个，清汤200克，冷水适量。

制作程序

1. 鲈鱼肉洗净，切成丝，加入蛋清和少量盐、料酒、味精、湿淀粉，拌匀上浆。

2. 莼菜放入沸水锅中焯一下，沥干水分，盛入碗中待用。

3. 炒锅置中火上烧热，下入猪油，至四成热时，把浆好的鲈鱼丝倒入锅内，用筷子轻轻划散，呈玉白色时倒入漏勺。

4. 原锅留油25克，放入葱段略煸，加入清汤、冷水和剩余料酒、盐，沸起后取出葱段，放入剩余味精及姜汁水，用湿淀粉勾稀芡。

5. 放入鱼丝和莼菜，转动炒锅，加入火腿丝、鸡丝、葱丝推匀，淋上鸡油，起锅盛入汤碗，撒上陈皮丝、胡椒粉即可。

药膳功效

开胃健脾，补脑健体。

酸辣素羹

药膳配方

大白菜200克，香菇6个，胡萝卜半根，笋1根，香菜2棵，沙拉油6克，盐1.5克，淀粉5克，醋1克，胡椒粉1.5克，香油3克，素高汤300克，冷水适量。

制作程序

1. 大白菜洗净，切丝；香菇用温水泡软，去蒂、切丝；胡萝卜去皮，切丝；笋先煮熟再切丝；香菜洗净，切碎。

2. 锅内入沙拉油烧热，放入香菇丝煸炒，再放入胡萝卜丝、笋丝同炒，加盐调味后加入高汤烧沸，放入白菜丝，改用小火将所有材料煮至软烂。

3. 将淀粉加适量冷水调成稀芡汁，下入锅内勾芡，再淋入醋、胡椒粉和香油，搅拌均匀，撒入香菜末即成。

药膳功效

健脾养胃，润肠通便。

汁类药膳 4 道

黄瓜玫瑰饮

药膳配方

西红柿、黄瓜各 300 克，鲜玫瑰花 50 克，柠檬汁 10 克，冷水适量。蜂蜜 20 克。

制作程序

1. 西红柿去皮，切成小块；黄瓜洗净，去蒂去子；玫瑰花漂洗干净。

2. 西红柿、黄瓜、玫瑰花放入榨汁机中，注入凉开水，搅打成汁。

3. 将汁液倒入杯中，与柠檬汁、蜂蜜混合在一起，搅拌均匀，即可饮用。

药膳功效

祛风，活血，解毒，清热利湿，增进食欲。

草莓柚奶汁

药膳配方

草莓 50 克，葡萄柚 1 个，酸奶 200 克，蜂蜜 10 克，淡盐水适量。

制作程序

1. 葡萄柚去皮，切成小块；草莓去蒂，放入淡盐水中浸泡片刻，冲洗干净。

2. 将葡萄柚块和草莓放入榨汁机中，添加适量酸奶，一起搅打成汁。

3. 将草莓柚奶汁倒入杯中，加入蜂蜜调味，即可直接饮用。

药膳功效

开胃消食，补血益血。

双椒汁

药膳配方

红椒、黄椒各 2 个，凉开水 60 毫升。

制作程序

1. 红椒、黄椒分别洗净，去子和筋膜，切成长条状。

2. 把红椒条、黄椒条放入榨汁机中榨取汁液。

3. 将双椒汁滤净后倒入杯中，加入凉开水搅匀，直接饮用即可。

药膳功效

消食和胃。用于治疗脾虚湿滞所致的脘腹胀闷、食欲不振、体困便溏等症。

青果薄荷汁

药膳配方

猕猴桃 3 个，苹果 1 个，薄荷叶 3 片。

制作程序

1. 猕猴桃去皮取瓤，切成小块；苹果洗净后去核去皮，也切成小块。

2. 薄荷叶洗净，放入榨汁机中打碎，过滤干净后倒入杯中。

3. 猕猴桃块、苹果块也用榨汁机中搅打成汁，倒入装薄荷汁的杯中拌匀，直接饮用即可。

药膳功效

生津止渴，健胃消食。用于缓解口渴，食欲不振。

茶类药膳 3 道

佛手柑饮

药膳配方

佛手柑 15 克，白糖、开水适量。

服食方法

开水泡茶，每日服数次。

药膳功效

可增进食欲。适用于肝胃气滞之脘腹胀痛等症。

荸荠茶

药膳配方

荸荠、海蜇皮、茶叶、开水各适量。

制作程序

将洗净的荸荠浸泡数分钟，削去荸荠的主茎芽部及根须，再洗净切片；海蜇皮洗净后，切成细丝，攥干水分，将其与荸荠、茶叶一起放入杯中冲泡，即可饮用。

药膳功效

安中益气，开胃消食，清热止渴，醒酒解毒，对阴虚火旺、咽干喉痛有防治效果。

党参红枣茶

药膳配方

党参 20 克, 红枣 10 ~ 20 颗, 茶叶 3 克, 冷水适量。

制作程序

将党参、红枣洗净, 同煮茶饮用。

药膳功效

补脾和胃, 益气生津。适用于体虚、病后饮食减少、体困神疲、心悸怔忡、妇女脏燥等症。

酒类药膳 3 道

十二红药酒

药膳配方

甘草、红花各 100 克, 山药、桂圆肉、当归各 300 克, 红枣 800 克, 茯苓、制首乌、党参、杜仲各 400 克, 黄芪、牛膝各 500 克, 续断、地黄各 600 克, 白酒 80 升, 砂糖 5 千克。

制作程序

1. 以上 14 味, 以白酒 45 升、35 升分 2 次浸渍, 每浸 14 日, 取上清液, 滤过, 合并滤液。

2. 取砂糖 5 千克, 用少量白酒加热溶化后, 加入药酒搅匀, 静置沉淀 15 ~ 20 日, 取上清液, 滤过药渣, 即可饮用。

服食方法

每日 2 次, 20 ~ 30 毫升/次, 每日早晨及临睡前各饮 1 次。

药膳功效

补气养血, 开胃健脾。适用于神经衰弱、耳鸣目眩、惊悸健忘、胃口欠佳等症。

归脾养心酒

药膳配方

酸枣仁、桂圆肉各 30 克, 党参、黄芪、当归、白术、茯苓各 20 克, 木香、远志各 10 克, 炙甘草 5 克, 白酒 1.5 升。

制作程序

将诸药共研为粗末, 纱布袋装之, 扎口, 白酒浸泡。14 日后取出药袋, 压榨取液, 将榨取液与药酒混合, 静置, 过滤后即可服用。

服食方法

每次服 20 毫升, 日服 2 次。

药膳功效

开胃健脾，补中益气，生精补血，养心安神。适用于心悸怔忡、倦怠乏力、面色不华、烦躁、失眠、多梦易醒等症。

人参七味酒

药膳配方

人参 40 克，桂圆肉、生地黄各 20 克，当归 25 克，酸枣仁 10 克，远志 15 克，冰糖 40 克，白酒 1500 毫升。

制作程序

1. 将前 6 味共制为粗末，入布袋，置容器中，加入白酒，密封，浸泡 14 日后，去药袋。

2. 另将冰糖置锅中，加水适量，文火煮沸，色微黄之际趁热过滤，倒入药酒中，搅匀，即成。

服食方法

每次服 10～20 毫升，每日早、晚各服 1 次。

药膳功效

补气血，安心神。适用于体倦无力、面色不华、食欲不振、失眠健忘。

蜂产品药膳 5 道

蜂蜜山楂汤

药膳配方

蜂蜜 50 克，山楂果、山楂叶各 15 克，冷水适量。

制作程序

将山楂果与山楂叶一同水煮，滤除渣取汁调入蜂蜜服下。

服食方法

每日早晚空腹各服 1 剂。

药膳功效

本方和胃养阴，可治各种病症引起的食欲不振。

杂花蜜浆

药膳配方

鲜蜂王浆 500 克，杂花蜜 200 克。

制作程序

将上述两味混合拌匀。

服食方法

日服 2 次，每次 10 克，以温开水送服。

药膳功效

本方开胃健脾、补充精力，可治食欲不振。

蜜醋浸藕

药膳配方

鲜藕 200 克，白醋及蜂蜜各 50 克，凉开水适量。

制作程序

将藕去皮切片，用开水焯过后让其迅速冷却。用白醋、蜂蜜及适量水浸泡藕片，置冰箱内冷藏两天即可吃藕。

服食方法

当日分 2 次服下。

药膳功效

本方清热消暑、开胃健脾，可治食欲不振。

菠萝蜜

药膳配方

蜂蜜 30 克，菠萝肉 120 克，冷水适量。

制作程序

菠萝肉切小丁，加蜂蜜，入水煎服。

服食方法

每日 1 剂，症状好转即可。

药膳功效

本方提神醒脑、开胃健脾，可治食欲不振。

蜜拌西红柿

药膳配方

浅色蜂蜜 50 克，西红柿 250 克。

制作程序

将西红柿洗净切成片，加入蜂蜜，拌匀后食用。

服食方法

每日 1 剂，症状好转即可。

药膳功效

本方开胃健脾，可治食欲不振。

第五章

改善睡眠的药膳

　　失眠就是睡眠不足，或睡得不深、不熟。偶尔失眠关系不大，但连续长期无法成眠就是患有失眠症了。中年人患有失眠症的人数较多。一旦"失眠"上身，可能久治不愈，反复发作，这给事务繁多的中年人带来极大的痛苦。

　　长期靠安眠药来维持睡眠，不仅对身体有害，而且还会产生依赖性。其实，有许多天然食物都具有安神催眠的功效，如含糖、磷、谷氨酸的食物，经常在睡前食用即可有效改善睡眠。

粥类药膳 10 道

葵花子粥

药膳配方

粳米、生葵花子各 100 克，盐 1.5 克，冷水适量。

制作程序

1. 粳米淘洗干净，用冷水浸泡半小时，捞出，沥干水分。

2. 将生葵花子去壳，得葵花子仁。

3. 取锅放入冷水、葵花子仁、粳米，先用旺火煮沸，再改用小火煮约 15 分钟，加入盐调味，即可盛起食用。

药膳功效

调节脑细胞代谢，安眠健脑。

玉竹冰糖粥

药膳配方

粳米 100 克，鲜玉竹 60 克，冰糖 50 克，冷水适量。

制作程序

1. 鲜玉竹洗净，去掉根须后切碎，加水煎煮，取浓汁去渣。

2. 粳米淘洗干净，用冷水浸泡半小时，捞出，沥干水分。

3. 粳米与玉竹汁一同入锅，先用旺火烧沸，搅拌几下，再改用小火熬煮成粥，然后放入冰糖，再稍煮片刻，即可盛起食用。

药膳功效

滋阴润肺，生津止渴，养心安神，可改善睡眠。

鸡丝枸杞养心粥

药膳配方

粳米 100 克，鸡肉 150 克，草果 15 克，枸杞 10 克，盐 1.5 克，冷水适量。

制作程序

1. 粳米淘洗干净，用冷水浸泡半小时，捞出。

2. 鸡肉洗净切丝。

3. 枸杞洗净，用温开水泡软备用。

4. 将粳米与草果放入锅中，加入约 1000 毫升冷水，先用旺火煮沸，搅拌几下，然后加入鸡丝，用小火慢煮，待粥再滚时，加入枸杞、盐，再稍焖片刻，即可盛起食用。

药膳功效

降低血脂、血压、血液黏稠度，润肠通便，改善睡眠，美颜润肤。

猪杂及第粥

药膳配方

猪心、猪腰各 1 个，猪肝 100 克，猪肥肠 150 克，干贝 25 克，半肥猪瘦肉 100 克，粳米 150 克，淀粉 10 克，盐 5 克，味精 2 克，葱末 5 克，冷水适量。

制作程序

1. 粳米淘洗干净，加入少许盐稍腌。

2. 将干贝用温水浸发，洗净撕碎。

3. 猪肝冲洗干净，切成片；猪肥肠洗净；猪腰、猪心剖开，片去筋膜，冲洗干净，切成片；猪肉洗净，切碎剁烂，加入淀粉拌匀，捏成小肉丸。

4. 取锅放入适量冷水，用旺火烧沸后加入粳米、干贝、猪肥肠，再用小火续煮至粥成。

5. 捞出猪肥肠切片，连同其他生料一起放入粥内，再滚熟后，加入盐、味精、葱末调味即成。

药膳功效

适用于心脾不足之精神衰疲、虚烦心悸、睡眠不足、健忘等症。

太子参乌鸡粥

药膳配方

粳米 100 克，乌鸡 200 克，猪瘦肉 50 克，太子参 30 克，百合 20 克，青豆 10 克，葱末 5 克，盐 2 克，香油 3 克，淀粉 6 克，料酒 5 克，味精 1 克，冷水适量。

制作程序

1. 粳米洗净，用冷水浸泡半小时，捞出，沥干水分。

2. 乌鸡收拾干净后斩件。

3. 猪瘦肉洗净，切片，加入淀粉、料酒、味精腌渍15分钟。

4. 百合撕成瓣状；太子参洗净切段；青豆洗净。

5. 将粳米放入沸水锅内，烧沸后放入太子参、百合、青豆，再以旺火烧沸，放入猪瘦肉、乌鸡，以小火熬煮至粥成，撒上葱末、盐、味精，淋入香油，即可盛起食用。

药膳功效

补心健脾、养心安神，适用于心脾不足之精神衰疲、心悸、睡眠不足、健忘等症。

红豆莲藕粥

药膳配方

糯米50克，莲藕80克，红豆40克，莲子20克，果糖15克，冷水适量。

制作程序

1. 糯米、红豆分别淘洗干净，用冷水浸泡2~3小时，捞出，沥干水分。

2. 莲子洗净，用冷水浸泡回软；莲藕洗净，切片。

3. 锅中加入约1500毫升冷水煮沸，将红豆、糯米、莲子、莲藕片依次放入，再次煮滚后转小火慢熬约2小时。

4. 见粥稠以后，加入果糖拌匀，即可盛起食用。

药膳功效

健脾和胃、养心安神，对于睡眠障碍、痔疮、脱肛、恶疮有治疗功效。

白果雪莲粥

药膳配方

白果仁60克，天山雪莲子50克，麦片、芡实、桂圆肉各30克，红枣5颗，果糖15克，温水适量，冷水2000毫升。

制作程序

1. 天山雪莲子以温水泡开；白果仁洗净，浸泡回软，去除白果心。

2. 芡实、桂圆肉、红枣均洗净备用。

3. 锅中注入约2000毫升冷水，将麦片、白果、芡实、桂圆肉、红枣放入，先用旺火烧沸，然后改用小火继续熬煮15分钟，加入天山雪莲子，再煮10分钟，最后加入果糖调匀，即可盛起食用。

药膳功效

养心安神，有助于睡眠。

柏子仁粥

药膳配方

粳米100克，柏子仁25克，蜂蜜15克，冷水适量。

制作程序

1. 粳米淘洗干净，用冷水浸泡半小时，捞出，沥干水分。

2. 将柏子仁拣净，拍碎。

3. 取锅放入冷水、粳米、柏子仁，先用旺火煮沸，再用小火熬煮至粥成，调入蜂蜜搅匀，再沸即可。

药膳功效

改善睡眠，提高精神，调经止痛。

芡实茯苓粥

药膳配方

粳米100克，芡实粉、茯苓粉各50克，桂圆肉20克，盐1.5克，温水、冷水各适量。

制作程序

1. 将芡实粉、茯苓粉一同放碗内，用温水调成糊。

2. 粳米淘洗干净，用冷水浸泡半小时，捞起，沥干水分。

3. 锅中加入约1200毫升冷水，将粳米、桂圆肉放入，用旺火烧沸，缓缓倒入芡实茯苓糊，搅拌均匀，改用小火熬煮。

4. 见米烂粥成时，下入盐调好味，稍焖片刻，即可盛起食用。

药膳功效

消毒解热、利尿通乳、消渴、安神助眠。

莲花粥

药膳配方

糯米100克，莲子50克，莲花5朵，冰糖80克，冷水1500毫升。

制作程序

1. 将初开的莲花瓣下，用水漂洗干净，撕成小片。

2. 莲子洗净，去心，用冷水浸透。

3. 糯米洗净，用冷水浸泡发胀，捞出，沥干水分。

4. 锅中注入约1500毫升冷水，将糯米和莲子放入，先用旺火烧沸，然后改用小火熬煮，待粥将成时，放入冰糖和莲花瓣，再稍焖片刻，即可食用。

药膳功效

养心益肾，适用于心肾不交，心悸失眠等症。

汤类药膳 14 道

核桃桑葚芝麻汤

药膳配方

核桃肉、桑葚、黑芝麻各 100 克。

制作程序

1. 将核桃肉、黑芝麻分别炒熟，捣碎研细。

2. 将桑葚研细，与黑芝麻、核桃肉末混合，以沸水冲糊即成。

药膳功效

滋阴润肺、生津止渴、养心安神，可改善睡眠。

莲子猪心汤

药膳配方

猪心 1 副，莲子 20 克，太子参、桂圆肉各 10 克，盐少许，冷水适量。

制作程序

1. 将猪心洗净切片；莲子去心洗净；太子参、桂圆肉分别洗净。

2. 把以上用料放入锅内，加冷水适量，武火煮沸后改文火煲 2 小时（或以莲子煲绵为度），调味即可。

药膳功效

调节脑细胞代谢，安眠健脑。

注意事项

感冒发热者不宜服用本方。

赤小豆莲子清鸡汤

药膳配方

赤小豆 100 克，莲子 50 克，陈皮 1 块，嫩鸡 1 只，盐少许，冷水适量。

制作程序

1. 将鸡去毛、去内脏、去肥膏，洗净，放滚水煮 5 分钟；赤小豆、莲子肉和陈皮洗干净，莲子肉保留莲子衣、去莲子心。

2. 瓦煲加冷水，用文火煲至水滚，放入以上食材料，改用中火继续煲 3 小时，加少许盐调味即可饮用。

药膳功效

养心安神，有助睡眠。

注意事项

伤风感冒、咳嗽未愈者不宜饮用。

黑木耳猪脑汤

药膳配方

黑木耳 20 克，猪脑 1 副，植物油、料酒、盐各少许，冷水适量。

制作程序

1. 将黑木耳入水泡浸后，择洗干净，放入热油锅内煸炒一下，烹上料酒。

2. 将猪脑洗净，与黑木耳一同入锅，加适量水，用文火煮熟，加盐调味即可。

药膳功效

养心安神，有助睡眠。

注意事项

若因痛风引起的失眠，切不可食用猪脑，否则会加重病情。

百合红枣甲鱼汤

药膳配方

甲鱼 1 只，百合 30 克，红枣 10 颗，冷水适量。

制作程序

1. 将甲鱼去甲和内脏，切成块。

2. 用冷水先将甲鱼煮一下，再放入百合、红枣一起煮，至龟肉烂熟即成。

药膳功效

补心健脾，养血安神。适用于心脾不足之精神衰疲、心悸、睡眠不足、健忘等症。

注意事项

脾胃寒湿、大便溏泄、舌苔白腻者不宜服用本方。

金针合欢汤

药膳配方

干金针菜 20 克，合欢花 10 克，盐、香油、味精各少许，冷水适量。

制作程序

1. 将金针菜浸泡后，择洗干净。

2. 将合欢花洗净，与金针菜一同放入锅内，加适量水用文火煮熟。

3. 调入盐、味精、香油，续煮沸滚即成。

药膳功效

改善睡眠，提高精神，调经止痛。

荸荠荔枝排骨汤

药膳配方

荸荠 100 克，荔枝肉 50 克，红枣 10 颗，排骨 250 克，老姜、盐少许。

制作程序

1. 将排骨洗干净，待锅中开水煮沸后将排骨投入，并将老姜切片，投入 5 ~6 片，转文火炖煮。

2. 荸荠削皮、对切成半。

3. 排骨汤煮 1 小时后，加进荸荠、荔枝肉和红枣，调文火继续熬煮 30 分钟，食用前添加少许盐调味即可。

药膳功效

补钙健脑，养心安神，可改善睡眠。

人参枣仁汤

药膳配方

人参 5 克（或党参 30 克），茯神 15 克，酸枣仁 10 克，砂糖 30 克，冷水适量。

制作程序

1. 将人参、茯神、酸枣仁煎汤（人参可用纱布包煎，可连续煎用 3 次）。

2. 调入砂糖，代茶服。

药膳功效

滋补强身，补血益气，促进睡眠。

牛奶蜂蜜汤

药膳配方

牛奶 1 杯，蜂蜜适量。

制作程序

牛奶入锅内煮沸，调入蜂蜜搅匀即成。

药膳功效

补血补钙，润肠通便，促进睡眠。

淮山药玉竹白鳝汤

药膳配方

白鳝 500 克，淮山药、玉竹各 60 克，香油、盐少许，开水适量。

制作程序

1. 将白鳝去肠脏，洗净，切短段；淮山药、玉竹洗净。

2. 将全部用料放入炖盅内，加开水适量，炖盅加盖，文火隔水炖 3 小时，调味后即可食用。

药膳功效

健脾和胃，养心安神，对于睡眠障碍、痔疮、脱肛、恶疮有治疗功效。

甜菊灵芝汤

药膳配方

甜菊 60 克，合欢花 15 克，酸枣仁、灵芝、柏子仁各 30 克，冷水适量。

制作程序

1. 把全部用料洗净。

2. 所有用料放入锅内，加冷水适量，文火煲 2 小时。汤成即为甜香微酸之品，不用加糖。

药膳功效

对于中枢神经系统有较强的调节作用，具有镇静安神的功效。

黑豆柏子枣仁汤

药膳配方

黑豆 50 克，柏子仁 20 克，酸枣仁 10 克，冷水适量。

制作程序

1. 黑豆、柏子仁、酸枣仁分别洗净。

2. 以上三料同放入一锅内，加水用文火煮至酥透即可。

药膳功效

补血安神，促进睡眠。

核桃牛奶煮豆浆

药膳配方

核桃肉 30 克，牛奶、豆浆各 100 毫升，白糖、冷水各适量。

制作程序

将核桃肉与牛奶、豆浆同入一锅内，加适量冷水，以文火煮沸，调入白糖即成。

药膳功效

补血补钙，促进脑循环，增强记忆力，改善睡眠。

虾仁韭菜豆腐汤

药膳配方

虾 100 克，韭菜 50 克，豆腐 75 克，淀粉、香油、盐各少许，沸水适量。

制作程序

1. 将虾洗净剥壳取肉；韭菜洗净切碎；豆腐以清水漂净切片。

2. 将上述食材一同放入沸水锅内煮片刻，调入湿淀粉续滚，加盐、香油调味即成。

药膳功效

滋阴润肺，生津止渴，养心安神，可改善睡眠。

羹类药膳 10 道

银耳参枣羹

药膳配方

银耳 15 克,高丽参 20 克,枸杞 30 克,红枣 10 颗,冰糖 15 克,鸡汤 200 克,冷水适量。

制作程序

1. 银耳放入冷水中浸软,去杂质,改用温水浸至发透;红枣洗净,去核;高丽参洗净、切片;枸杞用温水泡软,洗净。

2. 砂锅内放入银耳、红枣、枸杞、高丽参片,加入鸡汤和适量冷水,用小火炖煮至熟,调入冰糖即可盛起食用。

药膳功效

滋阴润肺,生津止渴,养心安神,可改善睡眠。

银耳冬蓉羹

药膳配方

银耳 40 克,冬瓜 150 克,熟火腿 80 克,盐 1.5 克,胡椒粉 1 克,水淀粉 25 克,高汤 400 克,冷水适量。

制作程序

1. 银耳用冷水浸软,沥干水分,切去底部硬块;冬瓜洗净,切碎;火腿剁成蓉备用。

2. 锅中注入高汤,用旺火煮滚,将冬瓜、银耳放入,加上盖子,用小火煮约 10 分钟。

3. 下入盐、胡椒粉调好味,用水淀粉勾稀芡,将火腿蓉撒在羹面即可。

药膳功效

养心安神,有助睡眠。

琥珀莲子羹

药膳配方

莲子 200 克,桂圆肉 100 克,冰糖 20 克,糖桂花 10 克,温水、冷水各适量。

制作程序

1. 莲子剥去硬皮,捅去心,用温水浸泡后洗净。

2. 将莲子放入砂锅内,加入适量冷水,先用旺火烧沸,再改用小火炖约半小时后,捞出备用。

3. 用一颗桂圆肉包一粒莲子仁,颗颗包好,放入砂锅内,加冰糖和适量冷水烧沸，撇去浮沫，再改用小火炖至熟烂，倒入糖桂花即成。

药膳功效

调节脑细胞代谢，安眠健脑。

什锦水果羹

药膳配方

白兰瓜 100 克，鲜百合 300 克，鲜桃、草莓各 30 克，西米 40 克，黄河蜜瓜 20 克，冰糖 200 克，冷水适量。

制作程序

1. 将白兰瓜、黄河蜜瓜、鲜桃分别洗净，去皮去子去核，切成约 1.5 厘米的方丁。

2. 鲜百合去根，洗净撕成瓣状；草莓除去根叶，洗净备用；西米淘洗干净，浸泡备用。

3. 将百合放入沸水锅内略煮片刻，黄河蜜瓜丁、鲜桃丁、白兰瓜丁略微汆水即可。

4. 锅内加入适量冷水，放入冰糖，待水开后倒入百合，再改用小火约煮半小时后，放入白兰瓜丁、黄河蜜瓜丁、鲜桃丁和西米，再煮约 20 分钟，放入草莓即可。

药膳功效

滋补强身，补血益气，有助睡眠。

芭蕉羹

药膳配方

芭蕉 2 个，山楂 10 克，冰糖 20 克，冷水适量。

制作程序

1. 芭蕉洗净，去皮，捣成泥；山楂洗净，去核切片。

2. 把山楂片放入炖锅内，加入冷水 300 毫升，用中火煎煮 15 分钟，把芭蕉泥放入拌匀，烧沸后下入冰糖调味，即可盛起食用。

药膳功效

补血补钙，润肠通便，促进睡眠。

猕猴桃鲜藕羹

药膳配方

猕猴桃 100 克，鲜藕 50 克，水淀粉 10 克，白糖 15 克，冷水适量。

制作程序

1. 猕猴桃冲洗干净，去皮取瓤，用搅汁机搅成汁，放入碗中。

2. 鲜藕洗净，切成小丁，放入碗内备用。

3. 锅内注入适量冷水，上火烧沸，放入猕猴桃汁、鲜藕丁，再开锅时下入水淀粉勾芡，最后加入白糖调匀，盛入碗中即可。

药膳功效

补心健脾，养血安神。适用于心脾不足之精神衰疲、心悸、睡眠不足、健忘等症。

小麦生地百合羹

药膳配方

小麦 40 克，鲜百合 200 克，生地 15 克，桂圆、青梅、山楂糕各 10 克，冰糖 100 克，冷水适量。

制作程序

1. 将小麦、生地去浮灰，装入纱布袋内，扎紧袋口，放入锅内，加适量冷水烧沸，改用小火煎煮，取汁去药袋。

2. 鲜百合掰开，去掉筋，用冷水洗净，放入沸水锅内煮熟捞出；青梅掰成块；山楂糕切成小片。

3. 冰糖研碎，放入锅内加药汁、冷水，用小火溶化，撇去浮沫，加入百合、青梅块、山楂糕片、桂圆肉搅匀，即可盛起食用。

药膳功效

对于中枢神经系统有较强的调节作用，具有镇静安神的功效。

灵芝双仁羹

药膳配方

灵芝 15 克，核桃仁 15 克，甜杏仁 12 克，冰糖 20 克，冷水适量。

制作程序

1. 将灵芝切成薄片，加水煎煮两次，每次保持沸腾半小时，取汁备用。

2. 核桃仁、甜杏仁洗净，放锅内，倒入灵芝煎液，用小火炖煮 25 分钟，调入冰糖煮溶，即可食用。

药膳功效

补血补钙，促进脑循环，增强记忆力，改善睡眠。

桂圆莲子羹

药膳配方

桂圆肉 100 克，鲜莲子 200 克。冰糖 100 克，白糖 50 克，湿淀粉 40 克，冷水适量。

制作程序

1. 将桂圆肉加入冷水中洗净，块大的撕成两半，捞出，沥干水分。

2. 鲜莲子剥去绿皮、嫩皮，去莲心，洗净，放在沸水锅中氽透，捞出倒入冷水中。

3. 锅内加入适量冷水，加入白糖和冰糖，烧沸后撇去浮沫，把桂圆肉和莲子放入锅内，用湿淀粉勾稀芡，烧沸以后盛入大碗中即成。

药膳功效

补钙健脑，养心安神，可改善睡眠。

香菇豆腐羹

药膳配方

豆腐200克，水发香菇50克，火腿30克，冬笋30克，青豆20克，姜2片，香菜5克，盐4克，味精1.5克，胡椒粉1克，淀粉10克，香油、沙拉油各6克，高汤500克，冷水适量。

制作程序

1. 豆腐切成大块，入煮沸的盐水中稍煮，捞出沥干水分，改切粗条。

2. 水发香菇、冬笋洗净，切成丝；火腿切成丝；香菜洗净，切成细末；姜洗净，剁碎成蓉。

3. 坐锅点火，下沙拉油烧至五成热时，下姜蓉炒香，随即锅中注入高汤，加盐、味精、胡椒粉烧沸，下香菇、冬笋、火腿、豆腐、青豆仁烧熟入味。

4. 淀粉用适量冷水调匀，下锅中勾芡，最后撒入香菜末，淋香油拌匀即成。

药膳功效

养心安神，有助睡眠。

汁类药膳4道

荸荠牛奶饮

药膳配方

荸荠100克，白糖15克，牛奶200克，冷水100毫升。

制作程序

1. 把荸荠洗净，去皮，切片。

2. 把荸荠放入炖锅内，加入冷水，用旺火烧沸，然后改用小火炖煮25分钟。

3. 牛奶倒入锅中，用中火烧沸，熄火。

4. 将牛奶、荸荠汁、白糖放入同一杯中，搅拌均匀，即可饮用。

药膳功效

补心健脾，养心安神。适用于心脾不足之精神衰疲、心悸、睡眠不足、健忘等症。

牛奶椰汁

药膳配方

椰子1个，白糖50克，牛奶100克，凉开水200毫升。

制作程序

1. 将椰子肉取出，放入榨汁机中，加入凉开水搅打成汁，取出去渣。
2. 椰子水倒入沸水锅中，煮滚，加白糖煮至溶化。
3. 将椰子水倒入杯中，加入牛奶拌匀，即可饮用。

药膳功效

调节脑细胞代谢，安眠健脑。

木瓜鲜奶汁

药膳配方

木瓜300克，鲜牛奶250克，白糖10克，冰块3块。

制作程序

1. 取新鲜熟透的木瓜，去皮、核，切成大块。
2. 将木瓜块、鲜牛奶放入榨汁机中，打碎成浓汁。
3. 杯中放入冰块，将木瓜鲜奶汁倒入，加入白糖调匀，直接饮用即可。

药膳功效

改善睡眠，提高精神，调经止痛。

卷心菜菠萝汁

药膳配方

卷心菜150克，菠萝1/4个，苹果1个，柠檬1/2个，蜂蜜15克，冰块4块。

制作程序

1. 卷心菜洗净，切成小片；菠萝、苹果洗净，切小块；柠檬去皮，果肉切块备用。
2. 将卷心菜片、菠萝块、苹果块、柠檬块放入榨汁机中榨取汁液。
3. 将果菜汁倒入杯中，加入冰块和蜂蜜拌匀，即可直接饮用。

药膳功效

补血养颜，促进睡眠。

酒类药膳1道

徐国公仙酒

药膳配方

桂圆肉500克，醇酒1升。

制作程序

1. 将桂圆肉浸于料酒中，加盖密封，置阴凉干燥处。

2. 经常摇动，15 日后开封，取服。

药膳功效

补心血，壮元阳，悦颜色，助精神。主治怔忡、惊悸之失眠。

蜂产品药膳 3 道

蜂蜜百合膏

药膳配方

蜂蜜 30 克，生百合 50 克。

制作程序

将生百合与蜂蜜拌和后放笼内蒸熟。

服食方法

临睡前一次服用，坚持服用 20 ~ 30 天可有明显效果。

药膳功效

本方能够清热安神，可治失眠、多梦。

蜂花粉催眠单方

药膳配方

蜂花粉（如南瓜花粉、椴树花粉、刺槐花粉、虞美人花粉、柑橘花粉等）。

制作程序

购买成品蜂花粉即可。

服食方法

日服花粉 2 ~ 3 次，每次 5 ~ 10 克，以温开水送服。

药膳功效

本方可治失眠。

仙人掌蜜

药膳配方

蜂蜜 10 克，仙人掌 40 ~ 50 克。

制作程序

仙人掌去刺，捣烂取汁，加蜂蜜，清水服下。

服食方法

隔日 1 剂，连服一个月。

药膳功效

本方能够排毒养颜、清热安神，可改善睡眠。

第六章

抗疲劳的药膳

疲劳是由于工作、生活压力繁重，生活节奏紧张所致。疲劳包括生理和心理两方面。生理疲劳主要表现为肌肉酸痛、全身疲乏等；心理疲劳主要表现为心情烦躁、注意力不集中、思维迟钝等。20世纪80年代中期，医学界提出了"慢性疲劳综合征"这一概念，指出疲劳也是一种病。慢性疲劳综合征主要临床表现有：以躯体性疲劳为主，常伴有头疼、咽喉痛、肌肉及关节疼痛、记忆力下降、低热、情绪低落等。病程持续数月至数年不等，许多人虽能继续工作，但工作能力和效率明显下降，疲劳症状并不因休息而缓解。最易处于疲劳状态的人群是中年人、白领和教师，另外，出租车司机，喜欢过夜生活或爱在晚上工作的人，也极易疲劳。

医学专家建议，容易处于疲劳状态的人除了要养成良好的生活习惯，加强体育锻炼外，还要学会饮食调节。若进行药膳食疗，则要经常搭配以下五种食物：一、碱性食物，如水果、蔬菜。疲劳由环境偏酸造成，多食碱性食物能中和酸性环境，降低血液肌肉的酸度，增加耐受力，消除疲劳。二、含咖啡因食物，如茶叶、咖啡、巧克力。咖啡因能增加呼吸频率和深度，促进肾上腺分泌，振奋神经系统，能增强抗疲能力。三、高蛋白食物，如豆腐、牛奶、猪牛羊肉、家禽肉、鱼类等。热量消耗过大会使人疲劳，高蛋白食物能及时补充热量，可帮助您消除疲劳。四、富含维生素的食物，如鲜枣、橘柑、西红柿、土豆、肉类、动物肝肾、乳制品、豌豆、红薯、禽蛋、燕麦片、菠菜、莴苣等。这些食物也有出色的抗疲功效。五、其他滋补品和谷类食品。如人参、银耳可补气活血、改善神经系统、减轻疲劳；麦芽可增强耐力和条件反射能力，使人反应灵敏。

粥类药膳 14 道

花椰菜绿豆粥

药膳配方

花椰菜30朵，粳米100克，绿豆40克，白糖20克，冷水1500毫升。

制作程序

1. 绿豆洗净，以温水浸泡2小时；粳米洗净，以冷水浸泡半小时，沥干水分备用。

2. 花椰菜去梗，去花柄和杂质，花瓣洗净。

3. 锅中注入约1500毫升冷水，将绿豆放入，用旺火煮至豆开花时，下入粳米，再用旺火煮沸，转用小火熬煮，待绿豆和粳米熟烂时，加入花椰菜，翻拌几下，加入白糖调味，即可盛起食用。

药膳功效

清热解毒，缓解疲劳，防癌治癌。

糯米花生麦粥

药膳配方

糯米100克，花生仁50克，小麦米50克，冰糖75克，冷水1000毫升。

制作程序

1. 糯米、小麦米洗净，用冷水浸泡2~3小时，捞起，沥干水分。

2. 花生仁洗净，用冷水浸泡回软。

3. 锅中注入约1000毫升冷水，将小麦米、花生仁放入，用旺火烧沸，然后加入糯米，改用小火熬煮至熟。

4 冰糖下入粥中，搅拌均匀，稍焖片刻，即可盛起食用。

药膳功效

减轻疲劳，预防心脏疾病。

绿豆海带小米粥

药膳配方

绿豆50克，海带30克，小米100克，红糖15克，冷水1000毫升。

制作程序

1. 绿豆洗净，放入冷水中浸泡3小时，沥干水分；小米洗净，浸泡半小时后捞起沥干。

2. 海带洗净后浸泡2小时，冲洗干净，切成块。

3. 锅中注入约1000毫升冷水，将绿豆、海带放入，用旺火烧沸后加入小米，改用小火慢慢熬煮。

4. 待米烂粥熟时下入红糖，调好口味，再稍焖片刻，即可盛起食用。

药膳功效

本方对体虚疲劳、肌肉肿胀、小便不畅有很好的治疗功效。

红枣银耳粥

药膳配方

粳米100克，银耳25克，红枣5颗，莲子、枸杞各10克，白糖10克，冷水适量。

制作程序

1. 银耳用冷水浸泡半天，择洗干净。

2. 红枣洗净，泡软去核；莲子、枸杞分别洗净，泡软备用。

3. 粳米淘洗干净，用冷水浸泡半小时，捞出，沥干水分。

4. 锅中加入约 1000 毫升冷水，将粳米、红枣放入，先用旺火烧沸，转小火熬煮至八成熟时加入银耳、冰糖，稍煮即可。

药膳功效

补气活血，改善神经系统，减轻疲劳。

香附麦片粥

药膳配方

麦片 100 克，花豆 75 克，西芹 50 克，香附 10 克，盐 2 克，冷水适量。

制作程序

1. 花豆洗净，泡水 4 小时，捞出，沥干水分。

2. 西芹洗净，撕除老筋，切小段。

3. 香附洗净，放入锅中，倒入适量冷水烧沸，改用小火熬煮至汤汁剩下 3/4，滤出汤汁备用。

4. 花豆、麦片放入锅中，倒入熬好的汤汁，先用旺火烧沸，再改用小火煮至熟烂，加入西芹，继续煮 2 分钟，最后加盐调味即可。

药膳功效

理气安神，消除疲劳。

角鱼干贝粥

药膳配方

粳米 200 克，角鱼 1 条，干贝 20 克，盐 2 克，植物油 8 克，酱油 6 克，姜丝 2 克，葱末 3 克，冷水 2000 毫升。

制作程序

1. 将粳米洗净，沥干水分，放入少许盐、酱油拌腌。

2. 干贝浸开，撕成细条；角鱼洗净，鱼肉切片，加入酱油、植物油拌匀。

3. 锅中加入约 2000 毫升冷水，将粳米、干贝放入，先用旺火烧沸，搅拌几下，再改用小火熬煮成粥。

4. 在煮好的白粥里放入角鱼片拌匀，再稍煮片刻，撒上姜丝、葱末，即可盛起食用。

药膳功效

可促进机体受损后细胞的再生，还可以提高人体免疫功能、延年益寿、消除疲劳。

川贝雪梨粥

药膳配方

川贝 15 克，雪梨 1 只，粳米 100 克，白糖 10 克，冷水 1200 毫升。

制作程序

1. 川贝择洗干净，焯水烫透备用。

2. 雪梨洗净，去皮和核，切成 1 厘米见方的小块。

3. 粳米淘洗干净，用冷水浸泡半小时，捞出，沥干水分。

4. 把粳米、川贝放入锅内，加入约 1200 毫升冷水，置旺火上烧沸，改用小火煮约 45 分钟，加入梨块和白糖，再稍焖片刻，即可盛起食用。

药膳功效

清热化痰，润肺散结，抵抗疲劳。

红枣糯米粥

药膳配方

糯米 100 克，黑米 50 克，红枣 5 颗，当归 5 克，元胡 3 克，冰糖 15 克，冷水 1500 毫升。

制作程序

1. 糯米、黑米分别洗净，用冷水浸泡 3 小时，捞出，沥干水分。

2. 元胡以小布袋包好；当归、红枣用冷水洗净。

3. 锅中注入约 1500 毫升冷水，将黑米、糯米、当归放入，放上小布袋，先用旺火烧沸，然后改用小火煮约半小时，加入红枣，继续熬煮 15 分钟。

4. 冰糖入锅调好味，再稍焖片刻，即可盛起食用。

药膳功效

滋阴补肾，补气养血，抵抗疲劳。

杏仁糯米粥

药膳配方

糯米 100 克，杏仁 10 克，山楂糕 10 克，冰糖 10 克，冷水 1200 毫升。

制作程序

1. 将杏仁用豆浆机制成杏仁浆；山楂糕切成丁。

2. 糯米淘洗干净，提前用冷水浸泡 3 小时，沥干水分备用。

3. 锅中注入约 1200 毫升冷水，烧沸后将糯米、杏仁浆放入，煮半小时后加入冰糖，盛起食用时撒入山楂糕丁即可。

药膳功效

加强细胞带氧功能，消除疲劳。

燕窝粥

药膳配方

粳米 100 克，干燕窝 15 克，冰糖 10 克，冷水适量。

制作程序

1. 将燕窝用开水加盖浸泡，涨发至燕窝松软，用冷水漂洗干净，再放入冷水中，用小镊子钳去毛和其他杂质。

2. 粳米淘洗干净，浸泡半小时后捞出，沥干水分备用。

3. 取锅加入冷水、燕窝、粳米，熬煮至粥将成时加入冰糖，待再沸即可。

药膳功效

养阴、润燥、益气、补中，能够抗击疲劳，恢复体力。

沙参粥

药膳配方

粳米 100 克，沙参 25 克，冰糖 15 克，冷水适量。

制作程序

1. 粳米淘洗干净，用冷水浸泡半小时，捞出，沥干水分。

2. 将沙参洗净，用冷水浸软；冰糖打碎。

3. 取锅加入冷水、沙参，煮沸后约 15 分钟，滤去药渣，加入粳米，用旺火煮开后改小火，续煮至粥成，然后加入冰糖，再沸即可。

药膳功效

润肺止咳，养胃生津，明目醒脑，抵抗疲劳。

荔枝鸭粥

药膳配方

粳米 100 克，光鸭 1 只，荔枝肉 50 克，鲜荷叶 1 张，盐 1.5 克，酱油、料酒各 5 克，植物油 20 克，冷水适量。

制作程序

1. 粳米淘洗干净，用冷水浸泡半小时，捞出，沥干水分。

2. 光鸭洗净，下沸水锅煮至半熟，捞出晾干，去骨，鸭肉切成薄片，加料酒、酱油拌匀。

3. 炒锅放入植物油烧热，下鸭肉片、荔枝肉，加入煮鸭原汤和盐，用中火煮半小时放入粳米，用荷叶盖在上面，一同煮熟即可。

药膳功效

本方有补肾、改善肝功能、加速毒素排除、促进细胞生成、抵抗疲劳的功效。

鹌鹑山药粥

药膳配方

粳米 100 克，鹌鹑 1 只，山药 50 克，姜丝 3 克，葱末 5 克，盐 2 克，冷水适量。

制作程序

1. 山药洗净，去皮，切成丁。

2. 粳米淘洗干净，用冷水浸泡半小时，捞出，沥干水分。

3. 将鹌鹑去毛及内脏，洗净去骨，鹌鹑肉切成小碎块。

4. 将粳米、山药、鹌鹑肉同放锅内，加入冷水，先用旺火烧沸，然后改用小火慢煮，至米烂肉熟时加入姜丝、葱末、盐调味，即可食用。

药膳功效

养血益气，补肾壮阳，缓解疲劳。

山药车前子粥

药膳配方

生山药 30 克，生车前子 12 克，冷水适量。

制作程序

1. 将生山药切碎，研成粉；生车前子装入纱布袋内，扎紧口，待用。

2. 将生山药粉末放入小锅内，加水适量，调匀，再放入车前子药袋，置文火上熬煮成粥，除去药袋即可食用。

药膳功效

益气滋阴，健美养颜，抵抗疲劳。

汤类药膳 22 道

白菜奶汤

药膳配方

鲜牛奶 250 克，白菜心 300 克，盐 3 克，味精 1 克，食用油 50 克，奶油 20 克。

制作程序

将白菜心洗净修剪好，在锅内烧开清水，放进油和白菜心，将白菜心余至软熟。把牛奶倒入有底油的锅内，加入盐，味精，小心烧开后放进沥干水分的熟白菜心，略浸后加入奶油即成。

药膳功效

安神除烦，抵抗疲劳。

注意事项

脾胃虚寒、泄泻及滞痰多者慎用。

芡实猪肚汤

药膳配方

猪肚 1 副，芡实 15 克，莲子 10 克，红枣 5 颗，冷水适量。

制作程序

1. 把猪肚翻转洗净，放入锅内，加冷水适量，煮沸后捞起，去水，用刀刮净。

2. 芡实、红枣（去核）洗净；莲子（去心）用清水浸 1 小时，捞起，与芡实、红枣一齐放入猪肚内。

3. 把猪肚放入锅内，加清水适量，武火煮沸，再改文火煲 2 小时即可。

药膳功效

补五肠、疗虚损、除风湿、强筋骨，可治气血两亏、肾虚腰痛、体虚疲劳等症。

注意事项

感冒发热者不宜用本方。

老鸭芡实汤

药膳配方

老鸭 1 只，芡实 50 克，盐少许，冷水适量。

制作程序

1. 将老鸭去毛及内脏，清洗干净，将淘净的芡实填入鸭腹内缝口。

2. 放入砂锅内加适量水，以文火煨至鸭肉熟烂，加盐调味即成。

药膳功效

补中益气，补肾壮阳，利湿，缓解疲劳。适宜脾胃虚弱、消瘦乏力、消渴多饮及肾虚阳痿者服用。

珍珠燕窝汤

药膳配方

珍珠粉、燕窝各 6 克，冰糖 15 克，冷水 300 毫升。

制作程序

1. 将燕窝用温水发透，用镊子夹去燕毛，洗净，撕成条状；冰糖打成屑。

2. 将燕窝放入炖锅内，加水 300 毫升，置武火上烧沸，再用文火炖煮 28 分钟，加入珍珠粉、冰糖屑即成。

药膳功效

补气活血，改善神经系统，减轻疲劳。

杏仁豆腐汤

药膳配方

甜杏仁 100 克，豆腐 250 克，盐少许，温水、冷水适量。

制作程序

1. 将杏仁入温水略浸，剥去外皮剁碎，放入锅内加水煮沸。

2. 投入切成小块的豆腐，续煮至杏仁酥透，以盐调味即可。

药膳功效

减轻疲劳，预防心脏疾病。

胡萝卜鱼肚汤

药膳配方

鱼肚 150 克，胡萝卜 100 克，料酒 6 克，姜 3 克，葱 6 克，盐 3 克，味精 2 克，胡椒粉 1 克，香油 15 克，冷水 800 毫升。

制作程序

1. 将鱼肚发透，切成 2 厘米宽、4 厘米长的条块；胡萝卜洗净，切成 2 厘米宽、4 厘米长的片，姜切片，葱切段。

2. 将鱼肚、胡萝卜、料酒、姜、葱同放炖锅内，加水 800 毫升，置武火上烧沸，再用文火炖煮 35 分钟，加入盐、味精、胡椒粉、香油即成。

药膳功效

补中益气，缓解疲劳。

眉豆鲫鱼汤

药膳配方

鲫鱼 1 条，黑豆、花生各 150 克，眉豆 100 克，冷水 800 毫升。

制作程序

1. 将鲫鱼剖开洗净，去除内脏；黑豆、花生、眉豆洗净待用。

2. 将用料一齐放入煲内，加冷水，武火煮开滚后改文火煲 2～3 小时，下盐调味即可。

药膳功效

补脾养胃，补肾涩精。治体虚疲劳，脾虚久泻，肾虚遗精，带下。

鲫鱼豆芽汤

药膳配方

活鲫鱼 1 条，黄豆芽 30 克，通草 3 克，冷水适量。

制作程序

1. 将鲫鱼刮鳞、去内脏、洗净；黄豆芽、通草洗净。

2. 将鲫鱼放入锅内，加适量水炖煮。

3. 鲫鱼半熟时加入黄豆芽、通草，煮至鱼熟汤成时捞去通草，饮汤食鱼肉。

药膳功效

补肾气，益精髓，缓解疲劳，治肾虚劳损、腰脊疼痛。

眉豆排骨汤

药膳配方

排骨（或猪尾骨）500 克，眉豆 30 克，莲子 30 克，栗子（去皮）100 克，红枣 5 颗，冷水适量。

制作程序

1. 将排骨洗净，切去肥肉，斩切成块；栗子去壳，放入开水锅内煮 5 分钟，去衣。

2. 莲子、眉豆、红枣（去核）洗净，与排骨、栗子一齐放入锅内，加冷水适量，煮沸，后改文火煲 3 小时，调味即可。

药膳功效

益气补虚，温中暖下。治虚劳赢瘦、腰膝疲软、中虚反胃。

党参牛排汤

药膳配方

牛排 100 克，党参、桂圆肉各 20 克，姜 1 片，盐少许，冷水适量。

制作程序

1. 将牛排洗净，切块。

2. 将党参、桂圆肉、生姜分别洗净。

3. 将上述材料一齐放入锅内，加适量水，武火煮沸后，文火煲 3 小时，调味即可。

药膳功效

温补肾阳，壮腰益精，缓解疲劳，用于治疗肾虚腰酸、阳痿遗精等症。

花生芪枣牛腱汤

药膳配方

牛腱肉 600 克，花生仁 50 克，北芪 25 克，红枣 12 颗，莲子 25 克，香油、盐少许，冷水 3000 毫升。

制作程序

1. 牛腱肉洗净，切成大块，用开水烫煮后用冷水漂净，沥干。

2. 花生仁、北芪、红枣、莲子分别用温水稍浸后淘洗干净；红枣剥去枣核，莲子去掉莲心。

3. 煲内倒入 3000 毫升冷水烧至水开，将以上用料放入。先用武火煲 30 分钟，再用中火煲 60 分钟，后用小火煲 90 分钟即可。

4. 煲好后，隔除药渣，加入适量油、盐后便可服用。

药膳功效

本方具有补肝肾、滋阴、润肠通便、益精血、抗疲劳、防早衰的功效。

野鸭山药汤

药膳配方

野鸭 1 只，山药 250 克，料酒、姜、葱、盐各少许，冷水适量。

制作程序

1. 将野鸭去毛及内脏，洗净，加水煮熟，捞出待凉，去骨切丁。

2. 将山药去皮，洗净切碎，入锅加水煮熟后倒入鸭丁，添适量水，加酒、姜、葱、盐，续煮沸滚即可。

药膳功效

本方有固精、助阳、补肾、治带的功能。适用于遗精、多尿、疲劳腰痛等症。

西洋参冬瓜野鸭汤

药膳配方

野鸭500克，西洋参25克，冬瓜（连皮）500克，石斛60克，眉豆90克，荷梗（鲜）40克，生姜3片，红枣5颗，开水适量。

制作程序

1. 西洋参略洗，切片；冬瓜、石斛、眉豆、荷梗、生姜、红枣（去核）洗净；野鸭洗净，去内脏，切块。

2. 把全部用料放入开水锅内，武火煮沸后文火煲2小时，调味供用。

药膳功效

清暑益气。适用于夏月感冒伤及津气、口渴心烦、体倦乏力、自汗者。

莲藕牛腩汤

药膳配方

牛腩250克，莲藕250克，赤小豆25克，生姜2片，蜜枣4颗，盐少许，冷水适量。

制作程序

1. 选鲜牛腩，洗净，切大块，割去肥脂，用开水烫后过冷水，漂洗干净，滴干水；莲藕洗净，刮皮去节，拍成大块；赤小豆、生姜、蜜枣洗净。

2. 将以上用料放入冷水煲内，武火煲开后，改文火煲3小时，加盐调味即可。

药膳功效

补五肠、疗虚损、除风湿、强筋骨，可治气血两亏、肾虚腰痛、体虚疲劳等症。

黄豆瑶柱兔肉汤

药膳配方

黄豆30克，荸荠、江瑶柱各15克，兔肉100克，盐少许，冷水适量。

制作程序

1. 把黄豆、荸荠（去皮）洗净；江瑶柱用清水浸软；兔肉洗净，切块。

2. 把黄豆、荸荠、江瑶柱放入锅内，加冷水适量，武火煮沸后放入兔肉，再煮沸后改文火煲3小时，调味供用。

药膳功效

本方可治疗肾虚腰痛、骨髓败伤、阳痿遗精、疲劳腿痛等症。

清润猪瘦肉汤

药膳配方

猪瘦肉 500 克，淮山药、薏仁、莲子各 25 克，百合、芡实、玉竹各 20 克，香油、盐适量，冷水 3000 毫升。

制作程序

1. 猪瘦肉洗净，切成大块，用开水烫煮后再漂净。

2. 淮山药、芡实等 6 味药材分别用温水浸泡后淘洗干净。莲子去掉莲心；淮山药如果是大块，则须斜向切成厚片。

3. 将 3000 毫升（约 12 碗）冷水倒进洗净的煲内，将煲置于炉火上，待煲内水开后将以上用料倒进煲内。煲内水再开后，用文火煲 3 小时即可。

4. 煲好后，把药渣捞出，用香油、盐调味，喝汤吃肉。

药膳功效

理气安神，消除疲劳。

白果腐竹猪肚汤

药膳配方

猪肚 1 副，白果、淡菜、腐竹各 50 克，荸荠 150 克，无花果 6 颗，香油、盐适量，冷水 3000 毫升。

制作程序

1. 猪肚剖开或反转里外洗净，用开水煎后再刮洗干净，切成大块。

2. 白果去壳、去衣、去心；荸荠削皮去蒂，洗净或拍裂亦可；腐竹、淡菜、无花果分别淘洗干净。

3. 洗净煲后，放进 3000 毫升冷水，再将煲置于炉火上，水烧开后把以上汤品全部倒进煲内，煲内水再开后用文火煲 3 小时即可。

4. 煲好后隔除药渣，加入适量香油、盐后便可服用。

药膳功效

加强细胞带氧功能，消除疲劳。

节瓜花生鲮鱼汤

药膳配方

鲮鱼 350 克，猪瘦肉 200 克，节瓜 750 克，花生仁 50 克，赤小豆 50 克，无花果 8 颗，香油、盐适量，冷水 3000 毫升。

制作程序

1. 鲮鱼宰杀干净，用油锅煎至微黄；猪瘦肉洗净后切成大块，飞水。

2. 节瓜刮皮后洗净，切成中段；花生仁、赤小豆、无花果分别淘洗干净。

3. 将煲洗净，注入 3000 毫升冷水后，置于炉火上。待煲内水开后将所有用料倒进煲内，先用武火煲 30 分钟，再用中火煲 60 分钟，后用文火煲 90 分钟即可。

4. 煲好后，取出药渣，放油、盐调味，咸淡随意。

药膳功效

养阴润燥、益气补中，能够恢复体力、抗击疲劳。

枸杞炖羊肉汤

药膳配方

枸杞 50 克，羊髀（羊大腿）肉 500 克，桂圆肉 25 克，生姜 2 片，红枣 2 颗，料酒 1 汤匙，盐少许，凉开水适量。

制作程序

1. 将羊髀肉斩件，放入开水中煮 5 分钟左右，捞起，用清水洗干净，沥干。

2. 将枸杞、桂圆肉、生姜和红枣分别用清水浸透，洗净备用。

3. 将以上用料全部放入炖盅内，加入适量凉开水和 1 汤匙料酒，盖上炖盅盖放入锅内，隔水炖 4 小时左右，以少许盐调味，即可以佐膳饮用。

药膳功效

养血益气，补肾壮阳，清肝明目，缓解疲劳。

火腿脚爪汤

药膳配方

陈火腿脚爪 1 只，生姜、盐少许，冷水适量。

制作程序

1. 取火腿中的脚爪一段，刮洗干净，放入砂锅内加水及生姜，用武火烧滚，撇去浮沫。

2. 煨至肉烂汤浓，拣去骨头块，加盐调味即可。

药膳功效

益气滋阴，健美养颜，抵抗疲劳。

芝麻红枣水鱼汤

药膳配方

黑芝麻 50 克，红枣 10 颗，黑豆 100 克，水鱼 1 只，生姜 1 片，盐少许，冷水适量。

制作程序

1. 水鱼洗净，去内脏；黑芝麻、黑豆放入锅中，不加油炒至豆衣裂开、黑芝麻炒香；红枣、生姜洗净，红枣去核，生姜去皮，切片。

2. 瓦煲加入冷水，用文火煲至水滚，放入全部材料，改用中火继续煲3小时，加少许盐调味，即可饮用。

药膳功效

本方有补肾、加速毒素排除、促进细胞生成、抵抗疲劳的功效。

佛手瓜核桃猪瘦肉汤

药膳配方

佛手瓜150克，核桃肉30克，猪瘦肉100克，莲子30克，红枣3颗，姜1片，盐适量，冷水适量。

制作程序

1. 洗干净佛手瓜，去皮，切厚块；洗干净核桃肉和莲子；红枣去核洗干净。

2. 洗干净猪瘦肉，汆烫后再冲洗干净。

3. 烧滚适量水，下佛手瓜、核桃肉、莲子、猪瘦肉、红枣和姜片，水滚后改文火煲约2小时，下盐调味即成。

药膳功效

可促进机体细胞的再生和机体受损后的修复，还可以提高人体免疫功能，延年益寿，消除疲劳。

羹类药膳13道

蟹肉虾仁羹

药膳配方

虾仁、蟹肉各100克，鸡蛋1只，熟火腿5克，姜末2克，葱段、料酒各15克，醋10克，酱油8克，盐1克，味精1.5克，湿淀粉25克，大油200克（约耗60克），冷水200毫升。

制作程序

1. 炒锅置中火上，下大油烧至四成热时，放入洗净的虾仁划散，呈玉白色时倒入漏勺内沥干。

2. 鸡蛋打入碗中，用筷子搅拌均匀；熟火腿切末备用。

3. 原锅留油20克，下葱段和少许姜末略加煸炒，放入蟹肉，用中火烹透，下料酒、酱油、盐和冷水200毫升，烧沸后加味精，用湿淀粉勾芡。

4. 锅内加入适量醋，淋入鸡蛋液，倒入虾仁，用手勺推一下，淋上大油20克，起锅盛入汤盘，撒上味精、火腿末和姜末即可。

药膳功效

安神除烦，抵抗疲劳。

丝瓜银耳虾羹

药膳配方

丝瓜 300 克，虾仁 150 克，叉烧肉 60 克，银耳 15 克，冷水适量，姜 1 片，沙拉油 6 克，香油 5 克，胡椒粉 2 克，淀粉 3 克，盐 1.5 克，白糖 1 克，粟粉 10 克，高汤 1000 克，冷水适量。

制作程序

1. 银耳用冷水泡发膨胀后，择洗干净，撕成小朵；叉烧肉洗净，切小薄片。

2. 丝瓜去皮洗净，切粒，放入沸水中焯熟，捞出过凉，沥干水分。

3. 虾仁洗净，抹干水，加淀粉和适量香油、胡椒粉腌渍 10 分钟，然后放入滚水中焯熟，捞出备用。

4. 坐锅点火，加入沙拉油烧热，爆香姜片，加入高汤，放入银耳煮滚片刻，下丝瓜粒、叉烧肉片、虾仁，调入盐、白糖、香油、胡椒粉，用粟粉加冷水勾芡，盛汤碗内即可。

药膳功效

本方对治疗体虚疲劳，肾虚水肿有很好的功效。

鲜莲子青蟹羹

药膳配方

鲜莲子、青蟹各 200 克，盐 5 克，料酒 10 克，菱粉 20 克，鸡汤 300 克，冷水适量。

制作程序

1. 将青蟹挖出蟹黄，加冷水和适量料酒、菱粉拌匀；青蟹带壳上笼蒸熟，挖出蟹肉。

2. 莲子洗净，去掉莲心，用冷水浸泡回软。

3. 坐锅点火，加入鸡汤，将蟹黄糊、蟹肉、莲子一起放入锅内，调入盐、料酒，将剩余的菱粉加水勾芡，即可盛起食用。

药膳功效

补气活血，调养神经系统，减轻疲劳。

鲫鱼砂仁羹

药膳配方

大鲫鱼 500 克，荜拨、缩砂仁、陈皮各 10 克，大蒜 2 瓣，胡椒 20 克，葱末 3 克，盐 2 克，酱油 6 克，泡辣椒 8 克，植物油 15 克，冷水适量。

制作程序

1. 将大鲫鱼去鳞、鳃和内脏，清洗干净。

2. 将陈皮、缩砂仁、荜拨、大蒜、胡椒、泡辣椒、葱末、盐、酱油等调料装入鲫鱼腹内备用。

3. 坐锅点火，放入植物油烧沸，将鲫鱼放入锅内煎熟，再加入冷水适量，炖煮成羹即可。

药膳功效

补脾养胃，补肾涩精。治体虚疲劳，脾虚久泻，肾虚遗精，带下。

鲜蟹冬瓜羹

药膳配方

鲜飞蟹 200 克，冬瓜 500 克，葱段 15 克，姜片 10 克，盐 2 克，鸡精 3 克，胡椒粉 1 克，葱油 3 克，大油 30 克，高汤 800 克，冷水适量。

制作程序

1. 将鲜飞蟹洗净，去壳，切成大块。

2. 冬瓜去皮，去瓤，切成大片。

3. 炒锅置火上，入大油烧热，下葱段、姜片煸炒出香味，加入高汤煮沸。

4. 冬瓜片放入高汤内，炖煮约 10 分钟，再加鲜蟹块炖 5 分钟，下入盐、鸡精调好口味，撇去浮沫，撒上胡椒粉、淋入葱油、即可出锅装碗。

药膳功效

补中益气，补肾壮阳，利湿。适宜脾胃虚弱，消瘦乏力或消渴多饮及肾虚阳痿者服用。

蟹肉冬蓉羹

药膳配方

花蟹 1 只，冬瓜 500 克，鸡蛋 2 只，盐 1 克，白糖 2 克，料酒 4 克，香油 3 克，胡椒粉 1 克，粟粉 15 克，姜 1 片，葱末 5 克，高汤 600 克。

制作程序

1. 花蟹擦洗干净，隔水蒸 8 分钟，取出拆肉备用；冬瓜去皮、去瓤，切成碎末。

2. 锅内加入适量高汤，放下冬瓜末和姜片，同煲 15 分钟至烂，取出姜片，捞出冬瓜，放入搅拌机内打成蓉。

3. 鸡蛋打入碗内，捞出蛋黄，留蛋清备用。

4. 锅内加入剩余的高汤，将冬瓜蓉煮滚，加入盐、白糖、料酒调味，将粟粉及蛋清拌匀，盛入锅中，淋入香油，撒上葱末、胡椒粉即可食用。

药膳功效

温补肾阳、壮腰益精，用于治疗肾虚腰酸、阳痿遗精、疲劳等症。

冬瓜肉末羹

药膳配方

冬瓜300克，猪肉100克，青豆30克，胡萝卜20克，湿淀粉30克，盐3克，生抽、香油各5克，胡椒粉1克，鸡汤400克，冷水适量。

制作程序

1. 冬瓜洗净，去皮，刨碎后连汁放锅内蒸熟。

2. 胡萝卜洗净，剁碎；青豆洗净。

3. 猪肉洗净切末，拌入盐、生抽腌10分钟左右。

4. 锅中加入鸡汤和适量冷水，将冬瓜碎放入，煲滚，加青豆、胡萝卜及肉末再煮滚，拌入湿淀粉调成羹，最后加入盐、香油、胡椒粉调好味，即可盛起食用。

药膳功效

加强细胞带氧功能，消除疲劳。

冬瓜杂粮羹

药膳配方

冬瓜300克，莲子、百合、薏仁、香菇、面筋各20克，珍珠笋粒、豆腐粒各10克，姜2片，盐1克，沙拉油4克，素高汤350克，冷水适量。

制作程序

1. 薏仁洗净，用冷水浸泡2小时，捞出，沥干水分；冬瓜去皮，切粒；莲子洗净，用冷水浸泡回软；百合去皮，洗净，撕成瓣状。

2. 将薏仁、百合、冬瓜、莲子放入一大碗中，入锅内隔水蒸熟；香菇浸软，洗净切粒；面筋洗净切粒。

3. 锅内入沙拉油烧热，爆香姜片，然后加入素高汤，煮滚后放入全部材料，用旺火滚约10分钟，加盐调味即成。

药膳功效

补中益气、缓解疲劳。

西米苹果羹

药膳配方

苹果100克，西米50克，白糖30克，水淀粉30克，糖桂花5克，冷水适量。

制作程序

1. 将苹果冲洗干净，削去果皮，对剖成两瓣，剔去果核，再改刀切成丁块。

2. 西米淘洗干净，用冷水浸泡涨发，捞出，沥干水分。

3. 取锅注入适量冷水，烧沸后加入西米、苹果，用旺火再次煮沸，然后改用小火略煮，加入白糖、糖桂花，用水淀粉勾稀芡即成。

药膳功效

加强细胞带氧功能，消除疲劳。

三瓜瑶柱羹

药膳配方

瑶柱15克，冬瓜、西瓜白、南瓜各100克。葱1根，湿淀粉25克，冷水适量。

制作程序

1. 冬瓜、西瓜白、南瓜均去皮切粒；葱洗净，切成葱末；瑶柱浸软，撕成丝。

2. 把瑶柱放入锅内，加入适量冷水，煮沸约15分钟后放入冬瓜粒、西瓜白粒、南瓜粒，再次煮沸，用湿淀粉勾芡，搅拌成羹状，放葱末调味，即可盛起食用。

药膳功效

养阴、润燥、益气、补中，能够恢复体力、抗击疲劳。

冬瓜菠萝羹

药膳配方

冬瓜500克，菠萝肉100克，白糖50克，湿淀粉25克，冷水适量。

制作程序

1. 冬瓜去皮和子，切成小片，用搅拌器搅烂成冬瓜泥，用汤锅盛着，放进蒸笼蒸20分钟至熟，取出备用；菠萝肉切成小块，也用搅拌器搅成碎粒状。

2. 锅内加入适量冷水，将已蒸熟的冬瓜泥和35克白糖放入，用中火烧沸，然后调入15克湿淀粉勾芡，盛在汤碗内。

3. 把锅洗净，倒入菠萝碎粒，加入15克白糖煮滚，用10克湿淀粉勾芡，然后倒在冬瓜泥旁即成。

药膳功效

益气滋阴，健美养颜，抵抗疲劳。

黄瓜猪肉羹

药膳配方

黄瓜4根，猪肉200克，豆腐150克，平菇25克，水发香菇5个，鸡蛋2只，葱白50克，辣椒酱、酱油各15克，葱末10克，蒜蓉、姜末各5克，胡椒粉2克，白糖15克，熟芝麻5克，香油10克，盐3克，面粉20克，鸡汤1200克，冷水适量。

制作程序

1. 黄瓜洗净，去皮，挖去子瓤，用盐腌渍一下，备用。

2. 猪肉洗净，剁成蓉，加酱油、葱末、姜末、蒜蓉、胡椒粉、白糖、熟芝麻、香油、盐搅拌均匀，备用。

3. 豆腐洗净，碾碎，加盐、胡椒粉、香油、1只鸡蛋，拌上面粉，再倒入猪肉馅，做成丸子，均匀地装入黄瓜心内。

4. 锅内加入鸡汤，加辣椒酱，放入平菇片、水发香菇和葱白丝，烧沸，把备好的黄瓜放入，再次烧沸。

5. 把余下的1只鸡蛋做成蛋饼，切成小块菱形片。

6. 黄瓜煮熟后捞出，晾凉，切小段，排放在碗内，浇原汤，撒蛋片，即可食用。

药膳功效

养阴、润燥、益气、补中，能够恢复体力、抗击疲劳。

西瓜羹

药膳配方

西瓜1个（约重2500克），罐头橘子、罐头菠萝、罐头荔枝各100克，白糖350克，桂花2.5克，冷水1200毫升。

制作程序

1. 整个西瓜洗净，在西瓜一端1/4的地方打一圈人字花刀，将顶端取下，挖出瓜瓤。

2. 将西瓜瓤去子，切成小丁，另把菠萝、荔枝也切成小丁。

3. 锅上火，加入冷水1200毫升，加入白糖烧沸，撇去浮沫，加入桂花，将糖水晾凉，放入冰箱冷冻。

4. 将西瓜丁、菠萝丁、荔枝丁和橘子装入西瓜壳内，浇上冰凉的白糖水即成。

药膳功效

补中益气，缓解疲劳。

汁类药膳7道

菠菜橘子汁

药膳配方

菠菜1棵，橘子1个，酸奶100克，蜂蜜15克。

制作程序

1. 菠菜洗净，切碎；橘子去皮、分瓣，对半切开后去子。

2. 将菠菜和橘子放入榨汁机中，搅打成汁后倒入杯中，加入酸奶和蜂蜜，拌匀即可。

药膳功效

清热化痰，润肺散结，抵抗疲劳。

人参五味子饮

药膳配方

人参、核桃肉各 10 克，五味子 8 克，白糖 10 克，冷水适量。

制作程序

1. 人参润透、切片；五味子洗净，去杂质；核桃肉洗净。

2. 人参、五味子、核桃肉同放炖锅内，注入冷水，置中火上烧沸，再改用小火炖煮 25 分钟。

3. 把煎好的液汁滤去废渣，倒入杯中，加入白糖搅匀即成。

药膳功效

补气活血，调节神经系统，减轻疲劳。

菜叶汁

药膳配方

油菜叶 200 克，盐 1.5 克，冷水 300 毫升。

制作程序

1. 油菜叶洗净，用冷水浸泡半小时，捞出切碎。

2. 锅内加入约 300 毫升冷水，煮沸后将碎菜放入，盖紧锅盖，再煮 5 分钟后熄火。

3. 将菜叶捞出，放入碗内，用汤匙压菜取汁，加入菜汤，用盐调好味，即可直接饮用。

药膳功效

益气滋阴，健美养颜，抵抗疲劳。

洋参麦冬饮

药膳配方

西洋参 15 克，麦冬 10 克，五味子 8 克，白糖 6 克，冷水适量。

制作程序

1. 把西洋参润透，切成薄片；麦冬洗净，去心；五味子洗净。

2. 西洋参、麦冬、五味子放入炖锅内，注入冷水，置旺火上烧沸，改用小火炖煮 15 分钟。

3. 将煎好的液汁去渣，倒入杯中，加入白糖拌匀，即可饮用。

药膳功效

养阴、润燥、益气、补中，能够恢复体力、抗击疲劳。

小黄瓜柳丁汁

药膳配方

小黄瓜 4 根，柳丁 2 个，凉开水 80 毫升。

制作程序

1. 将小黄瓜洗净切块；柳丁去皮。

2. 将小黄瓜块、柳丁放入榨汁机中搅打均匀，倒入杯中，加入凉开水即可。

药膳功效

清热解毒，缓解疲劳。

豆蔻牛奶饮

药膳配方

白豆蔻 10 克，牛奶 250 克，白糖 20 克，冷水适量。

制作程序

1. 豆蔻去壳，研成细粉。

2. 牛奶倒入锅中，用中火烧沸，加入白豆蔻粉，用小火煮 5 分钟，熄火。

3. 待牛奶稍稍冷却，把白糖加入牛奶中，搅匀即成。

药膳功效

加强细胞带氧功能，消除疲劳。

二参红枣饮

药膳配方

党参、北沙参各 10 克，红枣 5 颗，冰糖 20 克，冷水 200 毫升。

制作程序

1. 把红枣洗净，去核；党参、北沙参切片备用。

2. 把红枣、党参、北沙参放入炖锅内，注入冷水，置中火上烧沸，再用小火煮 15 分钟。

3. 将煎好的液汁倒入杯中，加入冰糖调匀，直接饮用即可。

药膳功效

滋阴补肾，补气养血，抵抗疲劳。

酒类药膳 3 道

定志酒

药膳配方

远志、石菖蒲各 40 克，人参 30 克，茯神、柏子仁各 20 克，朱砂 10 克，米酒 1000 毫升。

制作程序

1. 将朱砂研成细末，其余药材加工成粗末，同装入细纱布袋，置于容器中，倒入米酒，密封。

2. 经常晃动，浸泡 14 日后开封，将药袋绞取汁，混入药酒，过滤去渣，装瓶。

服食方法

每日早、晚各服 1 次，空腹服 15 毫升/次。

药膳功效

补益心脾，安神定志，明目。主治心悸健忘、体倦神疲。

桑枝酒

药膳配方

桑枝、黑大豆（炒香）、五加皮、木瓜、十大功劳、金银花、薏仁、黄檗、蚕沙、松仁各 10 克，白酒 1000 毫升。

制作程序

1. 将前 10 味捣碎，入布袋，置容器中，加入白酒，密封。

2. 浸泡 15 日后，过滤去渣，即成。

服食方法

每次服 30 毫升，日服 3 次。

药膳功效

祛风除湿，清热通络。适用于湿热痹痛、口渴心烦、筋脉拘急、筋骨疲乏等症。

菟丝杜仲酒

药膳配方

菟丝子 30 克，牛膝、炒杜仲各 15 克，低度白酒 500 毫升。

制作程序

1. 将前 3 味捣碎入布袋，置容器中，加入白酒，密封。

2. 浸泡 7 日后，过滤去渣，即成。

服食方法

每次服 30 毫升，日服 2 次。

药膳功效

补肝肾，壮腰膝。主治肝肾虚损、腰膝酸痛、神疲乏力等症。

蜂产品药膳 4 道

双花蜂蜜饮

药膳配方

金银花、杭菊花各 10 克，蜂蜜适量。

制作程序

先将金银花和菊花洗净，用水煎至沸腾片刻，冷却后冲蜂蜜服用。如冷藏后再冲蜂蜜，口味更佳。

服食方法

每日 1 剂。

药膳功效

本方具有提神醒脑、清热镇痛的作用，可减轻身体疲劳。

柠檬蜜饮

药膳配方

蜂蜜 1 匙，柠檬 1 个，矿泉水适量。

制作程序

将柠檬榨汁与蜂蜜混合，加入少量矿泉水即可。

服食方法

睡前服用。

药膳功效

本方具有提神醒脑、润肤的作用，能够迅速消除身体疲劳、改善肌肤缺水状况。

蜂蜜菊花饮

药膳配方

蜂蜜 25 克，菊花 15 克，绿茶 1 克，冷水 600 毫升。

制作程序

菊花加水 600 毫升，煮沸 5 分钟，加入绿茶、蜂蜜即可。

服食方法

每日服 1 剂，分 3 次服完。

药膳功效

本方具有清热提神、排毒轻身的作用，可迅速缓解身体疲劳状况。

丝瓜花蜂蜜饮

药膳配方

蜂蜜 20 克，丝瓜花 10 克，沸水适量。

制作程序

将丝瓜花洗净，放入瓷杯内，以沸水冲泡，加盖浸泡 10 分钟，调入蜂蜜，趁热饮服。

服食方法

每日 3 次。

药膳功效

有滋阴润肺、补血止血的作用，能够缓解疲劳状况。

第七章

防治骨质疏松的药膳

骨质疏松症已成为世界性的多发病。现代医学把骨质疏松症分为两类：其一，原发性骨质疏松症，主要是老年骨质疏松症；其二，继发性骨质疏松症，主要是由一些其他病症引起，如糖尿病、甲状腺功能亢进等。骨质疏松症的主要表现是：四肢麻木，腰背疼痛，全身没有力气，骨疼痛，腿部抽筋等；严重者出现驼背、骨折等。

罹患骨质疏松症的原因很多，但主要是由于体内缺少钙、磷等营养素。众所周知，骨由骨细胞和骨基质组合而成。骨基质是由蛋白质构成的骨胶原纤维，其中分布着大量的羟基磷灰石晶体。可以说，羟基磷灰石是决定人体骨质是否坚硬的关键物质，也就是说，羟基磷灰石成分越多，人体骨质就越坚固，反之则骨质就越疏松。而羟基磷灰石的主要成分是钙和磷，老年人如果在平时有意识地多吃一些含有钙、磷成分的食物，相对来说，就不易患骨质疏松症了。除含钙和磷的食物外，老年人还要多吃一些含锌、镁、锰、铜、铁等微量元素的食物，因为如果身体中这些元素不足，也会引发骨质疏松症。富含这些元素的食物有鱼类、豆制品类、蔬菜类、禽蛋类、奶制品类等。选用一些相关的药膳，将对您预防骨质疏松症有所裨益。

粥类药膳9道

磁石粥

药膳配方
磁石40克，粳米60克，猪腰子1只，生姜、大葱、盐各少许。

制作程序
1. 将磁石捣碎，放入砂锅内，置武火上煎煮1小时，滤去渣，留汁备用。
2. 将粳米淘洗净，放入砂锅内，倒入磁石汁，加入生姜、葱和适量的水，用武火烧沸，再用文火熬煮至熟即成。

药膳功效
补血生髓，强筋壮骨。

薤白粥

药膳配方
粳米100克，鲜薤白50克，葱白20克，盐适量，冷水1200毫升。

制作程序
1. 将鲜薤白、葱白洗净，切成丝备用。
2. 粳米洗净，用冷水浸泡发胀，捞出放入锅内，加入约1200毫升冷水，用旺火煮沸。
3. 将薤白丝、葱白丝放入粥锅中，改小火慢煮至米烂粥稠，下盐调味即可。

药膳功效
舒经活络，强筋健骨。适用于风湿疼痛、虚损、消渴、脾弱不运、痞积、水肿、腰膝酸软等症。

青小豆粥

药膳配方
青小豆、小麦各30克，通草3克，白糖少许，冷水适量。

制作程序
1. 将通草洗净，放入锅内，加水适量，煎煮13分钟，滤去渣，留汁备用。
2. 将小麦淘洗干净，放入锅内，加水适量，放入通草汁、青小豆、白糖，武火烧沸，再用文火煮熟成粥。

药膳功效
利水消肿，养血益气，补精填髓，防治骨质疏松。

玉米山药粥

药膳配方

玉米粉 100 克，山药 50 克，冰糖 10 克，开水适量，冷水 1000 毫升。

制作程序

1. 山药洗净，上笼蒸熟后，剥去外皮，切成小丁。

2. 玉米粉用开水调成厚糊。

3. 锅内加入约 1000 毫升冷水，以旺火烧沸，用竹筷缓缓拨入玉米糊，再改用小火熬煮 10 分钟。

4. 山药丁入锅，与玉米糊同煮成粥，加入冰糖调味，即可盛起食用。

药膳功效

补肝肾，益精血，抗骨折。适用于虚羸、消渴、骨折、骨质疏松等症。

糯米阿胶粥

药膳配方

阿胶、糯米各 30 克，红糖少许，冷水适量。

制作程序

1. 将阿胶捣碎，放入锅内，炒至黄色，再研成细粉，待用。

2. 将糯米淘洗干净，放入锅内，加水适量，先置武火上烧沸，再用文火熬煮到九成熟，加入阿胶粉和红糖，继续熬煮至熟即成。

药膳功效

补益元气，和养脏腑，强筋健骨。适用于元气不足、泻痢、吐血、女子崩中、骨折、骨质疏松等症。

红薯小米粥

药膳配方

红薯、小米各 30 克，冷水适量。

制作程序

1. 将红薯洗净，去皮，切成 2 厘米的小块，待用。

2. 将小米淘洗干净，放入锅内，加入红薯块和适量水，置武火上烧沸，再用文火熬煮至熟即成。

药膳功效

补血补钙，益智安神，用于防治骨质疏松。

山药半夏粥

药膳配方

生山药、半夏各 30 克，白糖适量，冷水适量。

制作程序

1. 将半夏用温水（20℃）淘洗 3 次，去矾味，倒入锅内，置文火上煎熬，取汁 2 杯；生山药研成细末，然后将半夏汁倒入山药粉中，拌匀。

2. 将拌匀的山药粉放入锅中，加水适量，置文火上熬煮 2～3 分钟即成。

药膳功效

补血填精，强壮筋骨，防治骨质疏松。

荔枝山药粥

药膳配方

粳米 150 克，干荔枝肉 50 克，山药、莲子各 10 克，白糖 15 克，冷水 1500 毫升。

制作程序

1. 粳米淘洗干净，用冷水浸泡半小时，捞出。

2. 山药洗净，去皮，捣成粉末。

3. 莲子洗净，用冷水浸泡回软，除去莲心。

4. 锅中加入约 1500 毫升冷水，将干荔枝肉和粳米放入，用旺火煮沸，下入山药粉和莲子，改用小火熬煮成粥，下入白糖调好味，再稍焖片刻，即可盛起食用。

药膳功效

舒经活络，强筋健骨。适用于风湿疼痛、虚损、消渴、脾弱不运、痞积、水肿、腰膝酸软等症。

山药扁豆薏仁粥

药膳配方

山药 30 克，白扁豆 13 克，薏仁 30 克，粳米 13 克，白糖少许。

制作程序

1. 将粳米淘洗干净，山药切片，白扁豆、苡仁洗净。

2. 将粳米、苡仁、白扁豆放入锅内，加水适量，置武火上烧沸，再用文火熬煮至八成熟时，加入山药片、白糖，继续熬煮至熟即成。

药膳功效

补气养血，抗骨质疏松。适用于劳损、风眩、心烦、骨折、骨质疏松等症。

汤类药膳 18 道

红绿豆花生猪手汤

药膳配方

赤小豆 30 克，绿豆 50 克，花生 50 克，猪手 500 克，蜜枣 3 颗，盐 3 克，姜 2 片，冷水 2000 毫升。

制作程序

1. 将赤小豆、绿豆、花生，浸泡 1 小时；蜜枣洗净。

2. 将猪手刮净，斩件，洗净，飞水。热锅放姜片，爆炒猪手 5 分钟。

3. 将冷水 2000 毫升放入瓦煲内，煮沸后加入以上用料，武火煲滚后改文火煲 3 小时，加盐即可。

药膳功效

补血补钙，益智健身，用于防治骨质疏松。

桑寄生猪棒骨汤

药膳配方

猪棒骨 250 克，接骨木、杜仲各 25 克，当归 20 克，桑寄生 30 克，盐少许，冷水适量。

制作程序

1. 猪棒骨洗净，敲破，放入水锅中先煮。

2. 汤滚后放入接骨木、杜仲、当归、桑寄生，小火煮 2～3 小时后加盐调味即可。

服食方法

喝汤吃肉，隔日 1 剂。

药膳功效

补血生髓、强筋壮骨。

黄芪虾皮汤

药膳配方

黄芪 20 克，虾皮 50 克，葱、姜、盐各 3 克，冷水 1200 毫升。

制作程序

1. 先将黄芪切片，入锅，加水 600 毫升适量，煎煮 40 分钟，去渣，取汁。

2. 黄芪汁中放入洗净的虾皮，加 600 毫升水及葱、姜、盐等调味品，煨炖 20 分钟即成。

服食方法

佐餐服食。

药膳功效

补血补钙，益智健身，用于防治骨质疏松。

萝卜海带排骨汤

药膳配方

排骨 250 克，白萝卜 250 克，水发海带 50 克，料酒、姜、盐、味精各 3 克，冷水 2000 毫升。

制作程序

1. 将排骨加水煮沸去掉浮沫，加上姜片、料酒，小火炖熟。

2. 熟后加入萝卜丝，再煮 5 ~ 10 分钟，调味后放入海带丝、味精，煮沸即起。

药膳功效

补血生髓，益气降压，强筋壮骨。

鲜奶银耳乌鸡汤

药膳配方

乌鸡 1 只，猪瘦肉 225 克，银耳 19 克，百合 38 克，鲜奶 1 杯，姜片、盐 4 克，冷水 2000 毫升。

制作程序

1. 银耳用水浸泡 20 分钟，清洗干净；百合洗净；乌鸡宰杀后去毛、内脏，氽烫后再冲洗干净；猪瘦肉洗净。

2. 烧滚适量水，下乌鸡、猪瘦肉、银耳、百合和姜片，水滚后改文火煲约 2 小时，倒入鲜奶拌匀，续煮 5 分钟，下盐调味即成。

药膳功效

补血填精，强壮筋骨，防治骨质疏松。

冬瓜薏仁猪瘦肉汤

药膳配方

冬瓜 500 克，猪瘦肉 200 克，蚝豉 3 粒，薏仁 25 克，果皮少许，盐 3 克，冷水 2000 毫升。

制作程序

1. 冬瓜洗净，连皮切大件；猪瘦肉放入开水中，煮 5 分钟，取起洗净。

2. 蚝豉洗净，用清水浸 30 分钟；薏仁洗净，放入开水中煮 5 分钟，捞起将果皮用冷水浸软，刮去瓤洗净。

3. 将 2000 毫升冷水煲开，放冬瓜、猪瘦肉、蚝豉、薏仁、果皮煲滚，改用文火煲 3 小时，下盐调味即可。

药膳功效

除湿、止痛。适用于风湿骨痛、骨质疏松等症。

北芪党参龙凤汤

药膳配方

北芪、党参各 100 克，陈皮 1 块，蛇肉 200 克，嫩鸡 1 只，生姜 2 片，红枣 4 颗，盐少许，冷水适量。

制作程序

1. 将嫩鸡去毛、去内脏，洗净切块；蛇肉、北芪、党参、陈皮、生姜、红枣洗净；红枣去核。

2. 瓦煲内加冷水，用文火煲至水滚，加入材料，改用中火煲 3 小时，加盐调味即可。

药膳功效

补气养血，强筋健骨。适用于劳损、风眩、心烦、骨折、骨质疏松等症。

注意事项

伤风感冒初起不宜饮用。

桑枝薏仁水蛇汤

药膳配方

桑枝 30 克，薏仁 30 克，水蛇 500 克，蜜枣 3 颗，盐 5 克，冷水 2000 毫升。

制作程序

1. 将桑枝、薏仁、蜜枣洗净。

2. 水蛇去头、皮、内脏，洗净，飞水。

3. 将冷水 2000 毫升放入瓦煲内，煮沸后加入以上用料，武火煲滚后改用文火煲 3 小时，加盐调味即可。

药膳功效

益气健脾，补血补钙。适用于泄泻、骨质疏松等症。

注意事项

本方清热祛风、利湿力强，风寒痹痛、气血不足之关节疼痛者慎用。

蚕豆牛肉汤

药膳配方

精牛肉 500 克，新鲜蚕豆 250 克，盐、葱、姜各适量，冷水适量。

制作程序

1. 精牛肉切 2.5 厘米长、2 厘米厚的块，入炒锅，加盐、葱、姜、冷水适量。

2. 武火烧沸后转文火炖熬至牛肉六成熟，加鲜蚕豆（或水发干蚕豆）续炖熬至熟。

药膳功效

补肝肾，益精血，强筋健骨。适用于虚羸、消渴、骨折、骨质疏松等症。

赤小豆乌鸡汤

药膳配方

赤小豆 30 克，乌鸡 1 只（730 克），料酒 10 克，姜 3 克，葱 10 克，盐 3

克，鸡精 3 克，鸡油 30 克，胡椒粉 3 克，冷水 2800 毫升。

制作程序

1. 将赤小豆洗净；乌鸡宰杀后，去毛、爪；姜切片，葱切段。

2. 将赤小豆、乌鸡、姜、葱、料酒同放锅内，加水 2800 毫升，武火烧沸，再用文火炖煮 28 分钟，加入盐、鸡精、鸡油、胡椒粉即成。

药膳功效

利水消肿，养血益气，补精填髓，防治骨质疏松。

赤小豆绿头鸭汤

药膳配方

赤小豆 30 克，绿头鸭 1 只（1000 克），料酒 10 克，姜 3 克，葱 10 克，盐 3 克，鸡精 3 克，鸡油 30 克，胡椒粉 3 克，冷水 2800 毫升。

制作程序

1. 将赤小豆去泥沙，洗净；绿头鸭宰杀后，去毛、内脏及爪；姜切片，葱切段。

2. 将赤小豆、鸭肉、料酒、姜、葱同放炖锅内，加水 2800 毫升，置武火上烧沸，再用文火炖煮 43 分钟，加入盐、鸡精、鸡油、胡椒粉即成。

药膳功效

补脾开胃，利水祛湿，可用于治疗腰膝酸软、气血不足、骨质疏松等症。

赤小豆驴肉汤

药膳配方

赤小豆 30 克，驴肉 300 克，料酒 10 克，姜 3 克，葱 10 克，盐 3 克，鸡精 3 克，鸡油 30 克，胡椒粉 3 克，冷水 2800 毫升。

制作程序

1. 将赤小豆去泥沙，洗净；驴肉洗净，切 3 厘米见方的块；姜切片，葱切段。

2. 将赤小豆、驴肉、姜、葱、料酒同放炖锅内，加水 2800 毫升，置武火上烧沸，再用文火炖煮 43 分钟，加入盐、鸡精、鸡油、胡椒粉即成。

药膳功效

补气养血，强筋健骨。适用于劳损、风眩、心烦、骨折、骨质疏松等症。

枸杞鱼头汤

药膳配方

鱼头 1 只（500 克），白芷 10 克，枸杞 15 克，料酒 10 克，姜 5 克，葱 10 克，盐 3 克，味精 2 克，胡椒粉 2 克，香油 20 克，冷水 2800 毫升。

制作程序

1. 将鱼头去鳃，洗净，剁成 4 块；白芷润透，切薄片；枸杞去果柄、杂质，洗净；姜切片，葱切段。

2. 将鱼头、白芷、枸杞、姜、葱、料酒同放炖锅内，加水 2800 毫升，武火烧沸，再用文火炖煮 30 分钟，加入盐、味精、胡椒粉、香油即成。

药膳功效

补肝肾，益精血，强筋健骨。适用于虚羸、消渴、久疟、妇女血虚、经闭、恶疮、疥癣、骨折、骨质疏松等症。

赤小豆羊肺汤

药膳配方

赤小豆 230 克，羊肺 1 副，料酒 10 克，姜 3 克，葱 10 克，盐 3 克，鸡精 3 克，鸡油 30 克，胡椒粉 3 克，冷水 2300 毫升。

制作程序

1. 将赤小豆去泥沙，洗净；羊肺反复冲洗干净；姜切片，葱切段。

2. 将赤小豆、羊肺、料酒、姜、葱同放炖锅内，加水 2300 毫升，武火烧沸，再用文火炖煮 33 分钟，加入盐、鸡精、鸡油、胡椒粉即成。

药膳功效

补益元气，和养脏腑，强筋健骨。适用于元气不足、泻痢、吐血、女子崩中、骨折、骨质疏松等症。

赤小豆羊肚汤

药膳配方

赤小豆 230 克，羊肚 300 克，料酒 10 克，姜 3 克，葱 10 克，盐 3 克，鸡精 3 克，鸡油 30 克，胡椒粉 3 克，冷水 2300 毫升。

制作程序

1. 将赤小豆洗净；羊肚反复冲洗干净，切 2 厘米宽、4 厘米长的块；姜切片，葱切段。

2. 将赤小豆、羊肚、料酒、姜、葱同放炖锅内，加水 2300 毫升，置武火烧沸，再用文火炖煮 33 分钟，加入盐、鸡精、鸡油、胡椒粉即成。

药膳功效

益气健脾，强筋健骨。适用于泄泻、骨质疏松等症。

红枣乌鸡雪蛤汤

药膳配方

红枣 10 颗，乌鸡半只，雪蛤 10 克，生姜 3 片，鲜奶、盐少许，沸水 600 毫升。

制作程序

1. 雪蛤挑去杂质浸泡 5 小时，待充分膨胀后再剔除深褐色丝筋，洗净。

2. 红枣去核，洗净；乌鸡去毛，内脏洗净，斩件，飞水。

3. 将以上原料置于炖盅内，注入沸水 600 毫升，加盖，隔水炖 4 小时，倒入鲜奶，加盐调味即可。

药膳功效

补肝肾，益精血，强筋健骨。适用于虚羸，消渴，久疟，妇女血虚、经闭，恶疮、疥癣，骨折，骨质疏松等症。

赤小豆羊肉汤

药膳配方

赤小豆 230 克，羊肉 300 克，萝卜 300 克，料酒 10 克，香草 30 克，姜 3 克，葱 10 克，盐 3 克，鸡精 3 克，鸡油 23 克，冷水 2300 毫升。

制作程序

1. 将赤小豆洗净；羊肉洗净；切 3 厘米见方的块；白萝卜去皮，切 4 厘米见方的块；香草洗净，切 3 厘米长的段。

2. 将赤小豆、羊肉、料酒、白萝卜、姜、葱同放炖锅内，加水 2300 毫升，武火烧沸，再用文火炖煮 33 分钟，加入盐、鸡精、鸡油、香草、胡椒粉即成。

药膳功效

补肝肾，益精血，强筋健骨。适用于虚羸、消渴、骨折、骨质疏松等症。

赤小豆牛筋汤

药膳配方

赤小豆 230 克，牛筋（发好）300 克，料酒 10 克，姜 3 克，葱 10 克，盐 3 克，鸡精 3 克，鸡油 30 克，胡椒粉 3 克，冷水 2300 毫升。

制作程序

1. 将赤小豆去泥沙，洗净；牛筋发好，漂洗干净，切 4 厘米长的条；姜切片，葱切段。

2. 将赤小豆、牛筋、料酒、姜、葱同放炖锅内，加水 2300 毫升，置武火烧沸，再用文火炖煮 33 分钟，加入香草、盐、鸡精、鸡油、胡椒粉即成。

药膳功效

舒经活络，强筋健骨。适用于风湿疼痛、虚损、消渴、脾弱不运、疳积、水肿、腰膝酸软等症。

羹类药膳 4 道

红糖芝麻羹

药膳配方

红糖和黑、白芝麻各 25 克，藕粉 100 克。

制作程序

1. 将黑、白芝麻分别炒熟。

2. 将藕粉与黑、白芝麻放同一碗中，冲入沸水，再放入红糖，搅匀即可食用。

服食方法

每日一次冲饮。

药膳功效

补血养心，补钙壮骨。

双丝银鱼羹

药膳配方

鲜银鱼 250 克，火腿丝、竹笋丝各 50 克，姜丝 10 克，蛋清 2 个，香菜末 20 克，鸡汤 600 克，盐 3 克、味精、胡椒粉各 1 克，沙拉油 50 克，湿淀粉、香油、料酒各适量。

制作程序

1. 将鲜银鱼用清水漂清，放在小碗中，加少许盐打散调匀。

2. 炒锅上火，放入沙拉油烧热，投入姜丝煸炒，加鸡汤、竹笋丝、火腿丝，待汤烧开后加入银鱼，下盐、味精、料酒调好味。

3. 待汤再次烧开，用湿淀粉勾薄芡，待芡熟后将蛋清徐徐倒入锅中，边倒边搅拌，使蛋清成蛋花状。

4. 羹上淋入少许香油，起锅装盆，撒上胡椒粉、香菜末即成。

鲜红椒鱿鱼羹

药膳配方

鲜红椒 15 克，干鱿鱼 200 克，鸡脯肉 100 克，盐 2 克，味精 1.5 克，胡椒粉 1 克，料酒 6 克，食碱 3 克，鸡油 15 克，高汤 750 克。

制作程序

1. 鲜红椒洗净，控干水分，切段；鸡脯肉剁成泥。

2. 干鱿鱼放入温水中泡 1 小时，去头尾，切成极薄的片，放入盆内，用热水洗净，然后用食碱拌匀，放入开水，焖泡至水温不烫手时，水倒出一半，再倒入滚开水盖上焖泡，如此重复 3～4 次，使鱿鱼颜色发白，透明，质软，泡入冷水内。

3. 炒锅上火，加入高汤烧沸，鸡泥用汤冲入锅内，待鸡泥凝固，用小眼漏勺捞出鸡泥。倒入鱿鱼片浸 3 分钟后滗去汤，再重复操作一次，将鱿鱼片盛入汤碗中。

4. 汤内加入料酒、盐、胡椒粉、味精，撇去浮沫，倒入鲜红椒段，淋上鸡油，盛入汤碗内即可。

药膳功效

补脾开胃，利水祛湿，可用于治疗腰膝酸软、气血不足、骨质疏松等症。

芝麻核桃仁粉羹

药膳配方

黑芝麻、核桃仁各 250 克，白砂糖 50 克。

制作程序

1. 将黑芝麻拣去杂质，晒干，炒熟。

2. 将黑芝麻与核桃仁同研为细末，加入白糖，拌匀后瓶装备用。

服食方法

每日两次，每次 25 克，温开水调服。

药膳功效

补血生髓，强筋壮骨。

酒类药膳 5 道

仙灵酒

药膳配方

仙灵脾 120 克，菟丝子 60 克，破故纸 60 克，金樱子 500 克，小茴香 30 克，巴戟天 30 克，川芎 30 克，牛膝 30 克，当归 60 克，肉桂 30 克，沉香 15 克，杜仲 30 克，白酒 10 升。

制作程序

1. 将上述药材打捣成粗末，装入纱布袋内。

2. 将纱布袋放入器皿中，倒入白酒浸泡，加盖。

3. 将器皿放入锅中，隔水加热约 1 小时，取出器皿，密封。

4. 7 日后开封，过滤装瓶备用。

服食方法

每次 15～30 毫升，早晚 2 次，将酒温热空腹服用。

药膳功效

补肾壮阳，固精，养血，强筋骨。主治腰膝无力、骨质疏松、下元虚冷、行走无力、阳痿、遗精、泄泻等症。

人参酒

药膳配方

人参 30 克，白酒 1200 毫升。

制作程序

1. 人参装入纱布袋，缝口，将纱布袋入酒浸泡数日。

2. 将酒倒入砂锅内，在微火上煮，煮至 500 ~ 700 毫升时将酒倒入瓶内。

3. 将瓶密封，冷却，存放备用。

服食方法

每次 10 ~ 30 毫升，每日 1 次。

药膳功效

补益中气，强壮筋骨。

地料酒

药膳配方

干地黄 60 克，白酒 500 毫升。

制作程序

将地黄洗净，泡入白酒罐内，用不透气的塑料皮封严口，浸泡 7 天后即可饮用。

药膳功效

舒筋活血。适用于阴血不足、筋脉失养而引起的肢体麻木、疼痛等症。

丹参杜仲酒

药膳配方

杜仲 30 克，丹参 30 克，川芎 20 克，糯米酒 750 毫升。

制作程序

1. 将上述药材一同捣碎，装入纱布袋内。

2. 将布袋放入干净的器皿中，倒入酒浸泡，密封。

3. 5 日后开启，去掉药袋，过滤装瓶备用。

服食方法

不限时，将酒温热随量服用。

药膳功效

此酒补肝肾、强筋骨、养血活血、祛风通络，主治肝肾虚、精血不足、腰腿酸痛、络脉痹阻。

天麻石斛酒

药膳配方

石斛、天麻、川芎、仙灵脾、五加皮、牛膝、草薢、桂心、当归、牛蒡子、杜仲、制附子、乌蛇肉、茵芋、狗脊、丹参各 20 克，川椒 25 克，白酒 1500 毫升。

制作程序

将前 17 味捣碎，置容器中，加入白酒，密封，浸泡 7 日后过滤去渣即成。

服食方法

每次温服 10 ~ 15 毫升，日服 3 次。

药膳功效

舒筋活血，强筋壮骨，祛风除湿。

蜂类产品药膳 9 道

月见草花粉饮

药膳配方

蜂蜜、月见草花粉各适量。

制作程序

将花粉用温开水或蜂蜜水泡后服用。

服食方法

日服 2 次，每次 5～10 克。

药膳功效

本方具有强筋壮骨、缓解关节疼痛的作用，能够防治骨质疏松。

白酒蜜浆

药膳配方

鲜蜂王浆 10 克，蜂蜜 100 克，白酒 200 毫升。

制作程序

将以上 3 味充分混合。

服食方法

每日早晨口服 5～10 毫升。

药膳功效

本方具有强筋壮骨、缓解关节疼痛的作用，能够防治骨质疏松和关节炎。

蛋黄蜂蜜饮

药膳配方

蜂蜜 25 克，鸡蛋黄 1 个，沸水适量。

制作程序

鸡蛋黄和蜂蜜搅匀，用沸水冲散热饮即可。

服食方法

经常饮用。

药膳功效

本方具有补血止血、强身健体的作用，能够防治骨质疏松。

双草蜜

药膳配方

蜂蜜 30 克，制草乌、生甘草各 9 克。

制作程序

制草乌、生甘草水煎 1 小时以上，加入蜂蜜，分 2 次温服。

药膳功效

本方具有祛湿止痛、化痰止咳、壮骨强身的作用，能够防治骨质疏松。

蜜制桑葚

药膳配方

蜂蜜、桑葚各 300 克。

制作程序

将鲜桑葚微研至碎，用纱布挤汁，以文火熬，至一半时加蜂蜜调匀，再煎片刻即成膏状。

服食方法

日服 2~3 次，每次 1~2 汤匙，温开水或少量料酒送服。

药膳功效

本方具有强筋壮骨、缓解关节疼痛的作用，能够防治骨质疏松。

蜂王浆健骨单方

药膳配方

鲜蜂王浆。

制作程序

购买成品蜂王浆即可。

服食方法

早晚服蜂王浆各 1 次，空腹服用，每次 3~4 克。

药膳功效

本方能够防治骨质疏松。

蜂胶酊浆饮

药膳配方

蜂王浆、15% 蜂胶酊各适量。

制作程序

二者放一起加温开水调匀。

服食方法

每日起床后和睡觉前各服 1 次，每次服 5 克蜂王浆和 5 毫升蜂胶酊。

药膳功效

本方具有强筋壮骨、安神益智的作用，能够防治骨质疏松。

白酒姜蜜

药膳配方

蜂蜜 500 克，白酒 500 毫升，姜末 20 克。

制作程序

将蜂蜜与白酒混合调匀，加入姜末，搅匀，贮存 10 日后即可饮用。

服食方法

每日服 1 小杯。

药膳功效

本方具有祛湿止痛的作用，能够防治骨质疏松和风湿性关节炎。

木瓜蜜

药膳配方

蜂蜜 1500 克，木瓜 4 个。

制作程序

将木瓜蒸熟，去皮，捣烂如泥，加入蜂蜜混合调匀，装入洁净瓷器中贮存。

服食方法

每日早晨空腹服用 10～20 克，温开水冲服。

药膳功效

本方具有强筋壮骨的作用，能够防治骨质疏松。

第八章

促进消化的药膳

进入老年期后，和全身其他系统一样，消化系统器官的生理功能发生衰退性变化，消化和吸收功能都逐渐减弱，故容易发生消化不良。

首先，老年人的牙龈萎缩，牙齿由于长期的磨损引起脱落，咀嚼发生困难，使食物未能被充分咀嚼粉碎，就被吞咽到胃腔中，从而加重胃的负担。

其次，老年人消化道黏膜、腺体均在萎缩。口腔黏膜萎缩使味觉迟钝，导致老人喜欢吃一些难以消化的厚味食物；唾液腺萎缩导致每日唾液的分泌量降为年轻人的1/3；胃液的分泌也下降为年轻时的1/5。老年人消化液中不但消化酶含量减少，而且其活性也明显降低，消化食物的能力大大下降，故可引起消化不良。

再次，老年人胃肠道的平滑肌纤维萎缩，弹力减弱，常引起内脏下垂、胃肠缓慢性扩张以及胃肠道蠕动缓慢、无力，所以使得老年人的机械消化能力减弱。研究表明，在非溃疡性消化不良患者中，半数以上患者存在胃排空延迟。

老年人发生消化不良时，有损身体健康。因此老年人进食应以细软，营养丰富，富含蛋白质、维生素、纤维素，少含脂肪最为适宜。进食时应细嚼慢咽，让唾液与食物充分混合，这样既有利于增强食欲，又利于食物的消化吸收，缓解消化不良。

粥类药膳 14 道

肉豆蔻粥

药膳配方

肉豆蔻 10 克，粳米 100 克，姜 2 片，冷水适量。

制作程序

1. 粳米淘洗干净，用冷水浸泡半小时，捞出，沥干水分。

2. 将肉豆蔻捣碎，研成细末。

3. 取锅加入冷水、粳米，先用旺火煮开，然后改用小火熬煮，煮至粥将成时加入肉豆蔻末、姜片，搅拌均匀，再略煮片刻，即可盛起食用。

药膳功效

宽中行气，生津清热，化积导滞，适用于食积饱胀、胸膈满闷、噎膈反胃等症，尤其有助消食化积。

花生杏仁粥

药膳配方

粳米 200 克，花生仁 50 克，杏仁 25 克，白糖 20 克，冷水 2500 毫升。

制作程序

1. 花生仁洗净，用冷水浸泡回软；杏仁焯水烫透，备用。

2. 粳米淘洗干净，浸泡半小时，沥干水分，放入锅中，加入约 2500 毫升冷水，用旺火煮沸。转小火，下入花生仁，煮约 45 分钟，再下入杏仁及白糖，搅拌均匀，煮 15 分钟，出锅装碗即可。

药膳功效

清热解毒，消胀满，化积滞，可治疗食积不化、腹胀、肠炎。

莱菔子粥

药膳配方

粳米 100 克，莱菔子 15 克，盐 1 克，冷水适量。

制作程序

1. 粳米淘洗干净，用冷水浸泡半小时，捞出，沥干水分。

2. 将莱菔子放入碗内，加入适量冷水，研磨滤汁。

3. 取锅加入冷水、粳米，旺火煮沸后加入莱菔子汁，再改用小火续煮至粥成，放入盐调味，即可盛起食用。

药膳功效

消食化积，降气化痰。适用于食积不化、中焦气滞、脘腹胀满、嗳腐吞酸、腹痛泄泻等症。

芜菁粥

药膳配方

粳米 100 克，芜菁（大头菜）200 克，盐 1.5 克，冷水 1000 毫升。

制作程序

1. 将芜菁冲洗干净，削去外皮，切细。

2. 粳米淘洗干净，浸泡半小时后捞出，沥干水分。

3. 锅中加入约 1000 毫升冷水，将粳米放入，用旺火煮沸后加入芜菁，改用小火熬煮成粥，然后用盐调好味，再稍焖片刻，即可盛起食用。

药膳功效

清肺止咳，强肝利消化，轻便利尿，填精壮阳。

萝卜青果粥

药膳配方

粳米 100 克，萝卜 50 克，青果 20 克，盐 1 克，冷水 1000 毫升。

制作程序

1. 粳米淘洗干净，用冷水浸泡半小时，捞出，沥干水分。

2. 青果洗净；萝卜洗净切块。

3. 锅中加入约 1000 毫升冷水，将粳米放入，置旺火上烧沸，加入青果和萝卜块，改用小火熬煮成粥。

4. 粥内下盐拌匀，再稍焖片刻，即可盛起食用。

药膳功效

开胃消滞，下气化积，增强肠胃功能。

粳米姜粥

药膳配方

粳米 200 克，鲜生姜 15 克，红枣 2 颗，红糖 15 克，冷水 1500 毫升。

制作程序

1. 粳米淘洗干净，用冷水浸泡半小时，捞起，沥干水分。

2. 鲜生姜去皮，剁成细末；红枣洗净，去核。

3. 锅中注入约 1500 毫升冷水，将粳米放入，用旺火烧沸，放入姜末、红枣，转小火熬煮成粥，再下入红糖拌匀，稍焖片刻，即可盛起食用。

药膳功效

补脾益胃，扶助正气，散寒通阳。

茴香菜粥

药膳配方

粳米、茴香菜各 100 克，盐 1.5 克，冷水 1000 毫升。

制作程序

1. 将茴香菜择洗干净，切细。

2. 粳米淘洗干净，用冷水浸泡半小时，捞出，沥干水分。

3. 锅中加入约 1000 毫升冷水，将粳米放入，先用旺火烧沸，再改用小火熬煮，待粥将熟时加入茴香菜、盐，再续煮至菜熟粥稠，即可盛起食用。

药膳功效

清热解毒，消胀满，化积滞，可治疗食积不化、腹胀、肠炎。

荞麦粥

药膳配方

荞麦粉 150 克，盐 2 克，冷水 1000 毫升。

制作程序

1. 荞麦粉放入碗内，用温水调成稀糊。

2. 锅中加入约 1000 毫升冷水，烧沸，缓缓倒入荞麦粉糊，搅匀，用旺火再次烧沸，然后转小火熬煮。

3. 见粥将成时下入盐调好味，再稍焖片刻，即可盛起食用。

药膳功效

促进肠胃蠕动，增进食欲，帮助消化。

豆豉薤白粥

药膳配方

粳米 100 克，淡豆豉、薤白各 50 克，盐 1.5 克，冷水 1200 毫升。

制作程序

1. 粳米淘洗干净，用冷水浸泡半小时，捞出，沥干水分。

2. 淡豆豉洗净；薤白去皮，冲洗干净，切细。

3. 锅中加入约 1200 毫升冷水，倒入粳米，先用旺火煮开，下入淡豆豉，再改小火煮至半熟，加入薤白、盐，再续煮成粥即可。

药膳功效

健胃消食。本方适用于肠胃不适、风湿骨痛及小便不利等。

锅巴粥

药膳配方

粳米 100 克，锅巴 200 克，干山楂片 50 克，白糖 10 克，冷水适量。

制作程序

1. 将锅巴掰碎；干山楂片洗净。

2. 粳米淘洗干净，用冷水浸泡半小时，捞出，沥干水分。

3. 取锅放入适量冷水、山楂片、粳米，先用旺火煮开，然后改用小火熬煮，至粥将成时加入锅巴，再略煮片刻，以白糖调味，即可盛起食用。

药膳功效

温中健胃，促进肠胃蠕动，帮助消化。

罗汉果糙米粥

药膳配方

糙米 150 克，罗汉果 2 个，盐 2 克，冷水 1500 毫升。

制作程序

1. 糙米淘洗干净，用冷水浸泡 2 小时，捞出，沥干水分。

2. 罗汉果洗净，备用。

3. 锅中加入约 1500 毫升冷水，加入糙米，用旺火烧沸，改用小火煮至软烂，再加入罗汉果继续煮 5 分钟，然后下入盐拌匀，即可盛起食用。

药膳功效

补虚益气，健脾和胃，促进消化，适用于胃溃疡、体虚瘦弱者，也用于治疗噎膈、脚气、失眠。

肉桂粥

药膳配方

粳米 100 克，肉桂 10 克，红糖 15 克，冷水适量。

制作程序

1. 粳米淘洗干净，浸泡半小时后捞出，沥干水分，备用。

2. 将肉桂擦洗干净，打碎。

3. 取锅加入适量冷水、肉桂，煮沸后约 20 分钟，滤取浓汁。

4. 将锅洗净，放入冷水、粳米，先用旺火煮开，然后改用小火熬煮，至粥将成时加入肉桂浓汁，续煮至粥成，再加入红糖调味后食用。

药膳功效

开胃消滞，下气化积，增强肠胃功能。

梅花粥

药膳配方

粳米 100 克，白梅花 5 朵，白糖 10 克，冷水适量。

制作程序

1. 粳米淘洗干净，用冷水浸泡半小时，捞出，沥干水分。

2. 将白梅花摘下花瓣，用冷水漂洗干净。

3. 取锅放入冷水、粳米，先用旺火煮开，然后改用小火熬煮，至粥将熟时加入白梅花、白糖，再略煮片刻，即可盛起食用。

药膳功效

疏肝解郁，消食化积，健脾开胃，美容驻颜。

刺儿菜粥

药膳配方

粳米、刺儿菜各 100 克，葱末 3 克，盐 1.5 克，味精 1 克，香油 3 克，冷水适量。

制作程序

1. 将刺儿菜择洗干净，入沸水锅焯过，冷水过凉，捞出细切。

2. 粳米淘洗干净，用冷水浸泡半小时，捞出。

3. 取砂锅加入冷水、粳米，先用旺火煮沸，再改用小火煮至粥将成时，加入刺儿菜，待滚，用盐、味精调味，撒上葱末、淋上香油，即可食用。

药膳功效

滋阴清肺，养胃生津，除虚热，去疾补虚，促进消化。

汤类药膳 20 道

白芷鲜藕汤

药膳配方

白芷 15 克，鲜藕 300 克，料酒 10 克，姜 3 克，葱 5 克，盐 3 克，味精 2 克，香油 20 克，冷水 1800 毫升。

制作程序

1. 将白芷润透，切片；鲜藕去皮，洗净，切薄片；姜切片，葱切段。

2. 将鲜藕、白芷、姜、葱、料酒同放炖锅内，加水 1800 毫升，置武火上烧沸，再用文火炖煮 35 分钟，加入盐、味精、香油即成。

药膳功效

温中散寒，健脾暖胃。本方主要用于脾胃虚寒引起的脘腹疼痛、遇热痛减、口泛清涎、喉痒作咳、胸闷作呕、大便溏泄者。

注意事项

本方温中，加上鸡蛋属发物，胃热、阴虚火旺、便秘、皮肤疮疡及患出血性疾病者慎用。

萝卜酸梅汤

药膳配方

鲜萝卜 250 克，酸梅 2 颗，盐少许。

制作程序

1. 将萝卜洗净切片，与酸梅同放一锅内加适量水煎煮。

2. 沸滚数分钟后，加盐调味，去渣留汤饮用。

药膳功效

宽中行气，生津清热，化积导滞，适用于食积饱胀、胸膈满闷、噎膈反胃等症，尤其有助于消食化积。

韭姜牛奶汤

药膳配方

韭菜 250 克，生姜 25 克，牛奶 250 克。

制作程序

1. 将韭菜、生姜分别洗净，切碎捣烂，以洁净纱布包裹绞汁，取汁液倾入锅内。

2. 然后在锅内加牛奶煮沸即可。

药膳功效

温胃健脾，降气止逆，适用于胃溃疡、慢性胃炎、胃痛、呕吐、消化不良等症。

葱枣汤

药膳配方

干红枣 20 颗，葱白 7 根，冷水适量。

制作程序

1. 将干红枣洗净，用水泡发；葱白（连须）洗净。

2. 将红枣放入锅内，加水适量，用武火烧沸约 20 分钟，加葱白略滚即成。酌量食枣喝汤，每日 1 料。

药膳功效

补脾益胃，扶助正气，散寒通阳，促进消化。

大蒜豆腐鱼头汤

药膳配方

鲜鱼头 500 克，大蒜（鲜）100 克，豆腐 3 块，开水适量。

制作程序

1. 将大蒜洗净，切片；鱼头开边，去鳃，洗净。

2. 豆腐、鱼头分别下油锅煎香，铲起，放入开水煲内，入大蒜片，用武火煮滚，改文火煲 30 分钟，调味即可。

药膳功效

健胃消食。本方适用于肠胃不适、风湿骨痛及小便不利等症。

塘蒿鱼头汤

药膳配方

大鱼头 1 个，塘蒿 250 克，生姜 2 片，胡椒粉 5 克，米酒少许。

制作程序

1. 将鲜鱼头洗净去鳃，抹干水，起油锅，用生姜爆至微黄、香气大出，加入少许米酒，添清水适量，武火煲开，改文火煲 40 分钟。

2. 将塘蒿洗净，待鱼头汤煲好后，下塘蒿再煲 10 分钟，加胡椒粉调味即可。

药膳功效

温中健胃，促进消化。

火炭母猪血汤

药膳配方

火炭母 60 克，猪血块 100 克，盐少许，冷水适量。

制作程序

1. 将猪血块漂净切小块，火炭母洗净。

2. 将上述二者一同放入锅内，加适量冷水煮汤，熟后以盐调味即可。

药膳功效

清热解毒，消胀满，化积滞，可治疗食积不化、腹胀、肠炎。

百合藻带汤

药膳配方

百合 50 克，海藻、海带各 15 克，葱、姜丝适量，盐、味精少许，冷水适量。

制作程序

1. 百合用温水浸泡回软后，洗净切成片；海藻用温水浸泡后洗净，用手撕成碎块。

2. 海带洗净，入笼屉内用武火蒸约 30 分钟，再捞出放入水中浸泡 4 小时，洗净，切成小碎片。

3. 锅内加入冷水适量，倒入百合、海藻、海带，用武火烧沸，撇去浮沫，再改用文火煮 30 分钟，加盐、味精、葱、姜丝调味即成。

药膳功效

助消化，强身养颜。

沙参玉竹老鸭汤

药膳配方

北沙参、玉竹各 20 克，老鸭半只，姜 1 片，盐少许，冷水适量。

制作程序

1. 将北沙参、玉竹洗净；老鸭洗净，斩件。

2. 把全部用料放入锅内，加冷水适量，武火煮沸后改文火煲 2 小时，下盐调味即可。

药膳功效

滋阴清肺，养胃生津，除虚热，去疾补虚，促进消化。

海带鱼头汤

药膳配方

海带 200 克，鱼头 1 个，料酒、姜、葱、盐、味精、胡椒粉、香油各少许，冷水适量。

制作程序

1. 将海带用清水浸泡，洗去泥沙，切成细丝；姜切片，葱切段。

2. 将鱼头去鳃，剁成小块。

3. 将海带、料酒、鱼头、姜、葱一同放入炖锅内，加水适量，用武火烧沸。

4. 改文火炖煮 35 分钟，加入盐、味精、胡椒粉、香油调味即成。

药膳功效

补益虚亏，开胃生津，理气化痰，适用于脾胃虚弱、腰膝酸软、倦怠无力、咳嗽痰多等症。

百合冰糖蛋花汤

药膳配方

冰糖 50 克，鸡蛋 1 只，百合 30 克。

制作程序

1. 将百合洗净，加水 2 碗，煲熟、软后下冰糖。

2. 将鸡蛋去壳放入汤中，打散调匀饮用。

药膳功效

治神经性呕吐、肠胃不适、消化不良。

无花果冰糖汤

药膳配方

无花果 30 克，冰糖适量，冷水适量。

制作程序

将无花果洗净，放入锅内加水煎煮，汤成后调入冰糖即可。

药膳功效

健脾清热，润肺利咽。

虾仁粉皮汤

药膳配方

鲜虾 250 克，粉皮 200 克，香油、盐各少许，冷水适量。

制作程序

1. 将鲜虾洗净，剥壳取虾仁。

2. 先将虾壳放入锅内加水熬汤，去掉虾壳，再向虾壳汤内投入虾仁、粉皮、盐，煮沸后淋入香油即成。

药膳功效

开胃化食，清热解毒。对食欲不振者尤宜。

饴糖姜枣汤

药膳配方

饴糖 2 匙，生姜 3 片，红枣 5 颗，冷水适量。

制作程序

红枣、姜片分别洗净，放入锅内加水煮沸，投入饴糖续煮至糖化即成。

药膳功效

温中健脾，益胃补虚。适用于脾胃虚寒、里急腹痛者，对胃及十二指肠溃疡、胃脘痛及泛酸嗳气等症疗效甚佳。

海米萝卜汤

药膳配方

海米 25 克，白萝卜 1 个，葱（或香菜）2 棵，植物油、盐、香油各适量，冷水适量。

制作程序

1. 白萝卜洗净，去皮，切丝。

2. 海米用冷水泡开；葱洗净，切段（香菜切末）。

3. 油锅烧热，爆香海米，放入白萝卜丝和适量清水，水量以盖过萝卜丝为准，煮至萝卜丝软化，加盐调味，淋上少许香油提味，并撒上葱段（或香菜末）即可。

药膳功效

促进肠胃蠕动，增进食欲，帮助消化。

山楂麦芽鸭肾汤

药膳配方

鸭肾4只，猪瘦肉150克，山楂30克，麦芽50克，鸡内金5只，植物油、盐各适量，冷水3000毫升。

制作程序

1. 将鸭肾剖开洗净，不要剥去鸭肾衣；猪瘦肉洗净，切成两块，用开水烫煮一下捞起待用。

2. 其余用料用温水浸后洗净，置于煲汤用的纱布袋内，绑好袋口。

3. 煲内注入3000毫升冷水烧至水开，放入所有用料，用中火煲90分钟后再用小火煲90分钟即可。

4. 煲好后，隔除药渣，加入香油、盐调味即可服用。

药膳功效

开胃消滞，下气化积，增强肠胃功能。

眉豆猪皮汤

药膳配方

猪皮200克，眉豆150克，冷水适量。

制作程序

1. 猪皮洗净，去毛，用开水焯过，切短条；眉豆洗净，清水浸1小时。

2. 把眉豆放入锅内，加冷水适量，煮沸后文火煲至眉豆将烂，放入猪皮煲半小时，调味后即可食用。

药膳功效

补脾健胃，益气通络。可提高胃肠黏膜上皮抵抗力，使新陈代谢正常化，加速溃疡愈合，治胃及十二指肠溃疡效果较好。

炒糙米汤

药膳配方

糙米适量，冷水100毫升。

制作程序

1. 将糙米淘净晾干，倒入锅内以文火炒至香脆，粉碎后装入容器内密封。

2. 每次取25克放入锅内，加水100毫升煮沸片刻，成汤即可。

药膳功效

补虚益气，健脾和胃，促进消化，适用于胃溃疡、体虚瘦弱者，也用于治疗噎膈、脚气、失眠。

山楂冬瓜薏仁汤

药膳配方

山楂 19 克，冬瓜 900 克，薏仁 19 克，蜜枣 8 颗，盐适量，水 2400 毫升。

制作程序

1. 冬瓜洗净，切厚块；山楂和薏仁洗净。

2. 用瓦煲烧开 2400 毫升水，下山楂、冬瓜、薏仁、蜜枣，水再开后改文火煲约 1 小时，下盐调味即可。

药膳功效

消食、化积、利尿。

燕麦米糠汤

药膳配方

燕麦 30 克，米糠 15 克，饴糖 1 匙，冷水适量。

制作程序

燕麦、米糠共入一锅内，加适量水以文火煎汤，去渣后入饴糖溶化即成。

药膳功效

健脾和胃，促进消化，固表止汗。

羹类药膳 2 道

花胶鸡丝羹

药膳配方

发好的花胶 120 克，鸡丝 100 克，湿淀粉 25 克，沙拉油 50 克，料酒 10 克，盐 1.5 克，味精、胡椒粉各 1 克，高汤 1000 克，冷水适量。

制作程序

1. 将发好的花胶切为粗条，放入沸水锅中烫一下，捞起，沥干水分。

2. 用一半湿淀粉将鸡丝拌匀，锅内下入 45 克沙拉油烧热，将鸡丝放入烹熟，倒入盘里备用。

3. 利用锅中余油，淋入料酒，加入高汤，用盐、味精调好味，加入花胶、鸡丝，用另一半湿淀粉勾芡，加上余油、胡椒粉和匀，倒入汤碗里即成。

药膳功效

宽中行气，生津清热，化积导滞，适用于食积饱胀、胸膈满闷、噎膈反胃等症，尤其有助消食化积。

栗子白果羹

药膳配方

栗子、白果各 200 克，红瓜、青梅各 40 克，白糖 50 克，菱粉 15 克，糖桂花 5 克，冷水 600 毫升。

制作程序

1. 栗子剥壳后用温水浸泡 3 小时，去皮备用；红瓜、青梅洗净。

2. 白果剥去外壳，放入锅中煮熟，剥去外皮，切掉两头，挑出白果心。

3. 将栗子、红瓜、青梅都切成与白果一样大小，然后将栗子和白果上笼蒸约 45 分钟。

4. 将栗子和白果取出，与红瓜、青梅一起放入锅内，加入 600 毫升冷水烧沸后，再下入白糖，用菱粉加水勾芡，调成羹状，然后将糖桂花放入，调匀后即可起锅。

药膳功效

补益虚亏，开胃生津，理气化痰，适用于脾胃虚弱、腰膝酸软、倦怠无力、咳嗽痰多等症。

汁类药膳 10 道

荠菜萝卜汁

药膳配方

荠菜 500 克，白萝卜 300 克，蜂蜜 10 克。

制作程序

1. 荠菜洗净，切成细末；白萝卜洗净，切丝。

2. 将荠菜、白萝卜放入榨汁机中，榨取汁液。

3. 将榨好的汁液倒入杯中，放入蜂蜜调匀，即可直接饮用。

药膳功效

宽中行气，生津清热，化积导滞，适用于食积饱胀、胸膈满闷、噎膈反胃等症，尤其有助消食化积。

芦笋柠檬汁

药膳配方

芦笋 100 克，柠檬 2 个，蜂蜜 15 克，苹果醋 6 克，冷水适量。

制作程序

1. 将芦笋洗净切丝，放入锅中用旺火烧沸，然后改小火煮 15 分钟，滤出芦笋汁，放凉备用。

2. 柠檬去皮，果肉切块，放入榨汁机中搅打成汁。

3. 将芦笋汁、柠檬汁、苹果醋及适量冷水混合均匀，用蜂蜜调好味，即可饮用。

药膳功效

消食、化积、利尿。

菠萝芹菜汁

药膳配方

芹菜2根，菠萝1/4个，蜂蜜10克，凉开水60毫升。

制作程序

1. 菠萝去皮，切成小块；芹菜洗净，切成段。

2. 菠萝块、芹菜段一同放入榨汁机中，搅打成汁。

3. 果汁中加蜂蜜和凉开水，调匀即可直接饮用。

药膳功效

助消化，降血压，强身养颜。

芦笋青椒西红柿汁

药膳配方

西红柿3个，芦笋6根，青椒1个，冰块4块。

制作程序

1. 西红柿洗净，去蒂，切小块；青椒洗净，去子，切小块；芦笋洗净，切成段。

2. 上述各蔬菜全部放进榨汁机中，榨取汁液。

3. 将冰块放入杯中，倒入蔬菜汁调匀，即可直接饮用。

药膳功效

补益虚亏，开胃生津，理气化痰，适用于脾胃虚弱、腰膝酸软、倦怠无力、咳嗽痰多等症。

芦笋土豆汁

药膳配方

芦笋200克，土豆1个。

鸡汤200克，鲜奶油100克，盐1克，胡椒粉0.5克。

制作程序

1. 芦笋择洗干净，留下少许尖茎，将其余部分切成小块，放入煮沸的鸡汤中，煮5分钟后捞出。

2. 土豆洗净，去皮，切成小块，上笼蒸至熟透。

3. 将芦笋、土豆放入榨汁机内，搅成泥，倒进小漏勺过滤后，再浇入鲜奶油，加盐、胡椒粉拌匀。

4. 将芦笋和土豆泥置冰箱内冰镇，取出饮用时放上芦笋尖茎以作点缀。

药膳功效

开胃化食，清热解毒。对食欲不振者尤宜。

芦笋汁

药膳配方

芦笋 8 根，冰块 4 块，凉开水 60 毫升。

制作程序

1. 芦笋洗净，切成段。

2. 芦笋段和凉开水放入榨汁机中，榨取汁液。

3. 杯中先放入冰块，然后倒入芦笋汁，搅匀后即可直接饮用。

药膳功效

开胃生津，促进消化。

金橘柠檬汁

药膳配方

金橘 8 个，柠檬 1 个，蜂蜜 20 克，凉开水 100 毫升。

制作程序

1. 金橘剥皮去子，对半切开；柠檬去皮，果肉切块。

2. 将金橘、柠檬块放入榨汁机中，榨取汁液，倒入杯中，加入凉开水，用蜂蜜调匀即可。

药膳功效

宽中行气，生津清热，开胃消食，尤其有助消食化积。

葡萄酒汁

药膳配方

葡萄 100 克，葡萄酒 30 毫升，凉开水 150 毫升。

制作程序

1. 葡萄去皮去子，放入榨汁机中，加入葡萄酒和凉开水搅打成汁。

2. 将榨汁机中的果汁倒入杯中，即可直接饮用。

药膳功效

中和酸性食物，降低血中胆固醇，促进消化。

茯苓柚子饮

药膳配方

柚子肉 50 克，甘草 6 克，茯苓 9 克，白术 9 克，冷水适量，冰糖 15 克，冷水 250 毫升。

制作程序

1. 柚子肉切成小丁；甘草、茯苓、白术整理干净，备用。

2. 锅内注入冷水，把柚子肉、茯苓、白术、甘草放入，用小火煎煮成汁。

3. 把煎好的液汁滤去废渣，倒入杯中，下入冰糖调匀，待凉后即可饮用。

药膳功效

健脾，安神，促进消化，最宜失眠、多梦者饮用。

苹果草莓汁

药膳配方

苹果 1 个，草莓 5 颗，蜂蜜 15 克，凉开水 250 毫升。

制作程序

1. 苹果洗净后去核去皮，切成小块；草莓洗净后切块。

2. 将苹果块、草莓块用榨汁机搅打均匀，加入凉开水，放入蜂蜜调匀，即可直接饮用。

药膳功效

健脾益气，促进消化。

茶类药膳 8 道

菌母膜茶

药膳配方

茶叶 5 克，砂糖 2 克，冷水 500 毫升，菌母膜适量。

制作程序

将茶叶、砂糖加水煮滚 10 分钟，过滤，将滤液倒入消过毒的大口瓶中，放入菌母膜，用纱布包扎瓶口，避光放置 7 天，当溶液出现甜酸香气时即可。

服食方法

每日服 100 毫升，1 次或分数次饮用。

药膳功效

本方具有健脾补瘀、促进消化的作用。

甜粥绿茶

药膳配方

绿茶花 10 克，粳米 50 克，白糖适量，冷水适量。

制作程序

将绿茶花加水煮成浓汁约 100 毫升，去渣；粳米洗净，加入茶汁、白糖及水 400 毫升，文火熬成稠粥。

服食方法

每日两次。

药膳功效

本方具有祛湿化瘀、健脾的作用，可用于治疗完谷不化。

注意事项

凡精神亢奋、不易入眠者，晚餐勿服。

芝麻茶

药膳配方

茶叶5克，白芝麻30克，沸水适量。

制作程序

白芝麻焙黄，压碎，用茶水冲服。

服食方法

每日清晨服1剂。

药膳功效

本方具有理气补虚的作用，可促进胃肠蠕动。

酱油茶

药膳配方

茶叶9克，酱油30毫升，冷水适量。

制作程序

将水煮沸，加入茶叶、酱油，继续烧煮，至沸3分钟即可。

服食方法

每日1剂，分2~3次服饮。

药膳功效

本方具有通气、助消化的作用。

醋茶

药膳配方

茶叶3克，米醋15~20毫升。

制作程序

茶、醋混合后用沸水冲泡5分钟即成。

服食方法

每日1剂，分三次服饮。

药膳功效

本方健脾开胃，促进消化。

三花茶

药膳配方

玫瑰花 6 克，茉莉花 3 克，金银花、茶叶各 10 克，陈皮 6 克，甘草 3 克，沸水适量。

制作程序

混合后用沸水冲泡 10 分钟后服。

服食方法

每日 1 剂，分 3～4 次服饮。

药膳功效

本方具有通气、助消化的作用。

麦芽茶

药膳配方

麦芽 25 克，红茶 1 克，沸水适量。

制作程序

麦芽用水煎沸 5 分钟后，趁沸加入红茶即成。

服食方法

每日 1 剂，分次煎服。

药膳功效

本方能够消食健脾，利湿止痢。

枸杞合欢萼梅茶

药膳配方

绿茶、绿萼梅各 3 克，合欢花 4 克，枸杞 5 克，沸水适量。

服食方法

以沸水冲泡，代茶服饮。每日 1 剂。

药膳功效

疏肝理气，和胃止痛。适用于肝胃不和、消化不良、脘腹胀满而痛、呕恶等症。

蜂产品药膳 9 道

蜂蜜石榴皮膏

药膳配方

蜂蜜 300 克，鲜石榴皮 100 克，冷水适量。

制作程序

鲜石榴皮切成小块，加适量水，文火煎至黏稠状，兑入蜂蜜即可。

服食方法

每日三餐前用温开水冲服，每次 20～30 毫升。

药膳功效

本方具有健脾补虚、促进消化的作用。

蜂蜜陈皮汁

药膳配方

蜂蜜 30 克，陈皮、甘草各 9 克，冷水适量。

制作程序

将陈皮、甘草加水放入沙罐中煎汁，剩汁约 100 毫升，兑入蜂蜜即为 1 剂。

服食方法

每日 1 剂，分 3 次饭前服下。

药膳功效

本方具有祛湿化瘀、健脾的作用，可用于治疗完谷不化。

蜂蜜芹菜汁

药膳配方

蜂蜜 45 克，芹菜 150 克。

制作程序

榨取芹菜汁液，兑入蜂蜜，搅匀。

服食方法

早晚空腹分两次温开水冲服。

药膳功效

本方具有促进胃肠蠕动的作用，可用于治疗二便不通。

蜜胡桃

药膳配方

蜂蜜、胡桃（核桃）肉各 100 克，香油 250 克。

制作程序

1. 将香油放锅内烧至七成热，分次放入胡桃肉炸至黄酥，捞出滤干油。
2. 将炸过的胡桃肉捣成细末，加入蜂蜜，搅成糊状，放干净容器内保存。

服食方法

每日 1～2 次，分 5～10 日服完。

药膳功效

本方具有理气补虚的作用，可促进胃肠蠕动。

柏子黄精蜜膏

药膳配方

柏子仁、黄精各 100 克，蜂蜜 250 克，白酒 250 毫升。

制作程序

将柏子仁放入白酒内浸泡，6～7 小时后取出，晒干，与黄精一起捣碎，加清水适量，文火熬至糨糊状，加入蜂蜜，搅熬成膏，凉后盛入玻璃瓶中，密封备用。

服食方法

每日 1～2 次，每次 2 勺，空腹服，温开水或温料酒送服。

药膳功效

可促进胃肠蠕动，本方具有理气补虚、健脑强身的作用。

白萝卜蜜汁

药膳配方

新鲜白萝卜 100 克，蜂蜜少许。

制作程序

新鲜白萝卜洗净，切碎捣烂，置消毒纱布取汁，加蜂蜜调味。

服食方法

空腹服，每天一次。

药膳功效

本方具有通气、助消化的作用。

槟榔蜜粥

药膳配方

槟榔 10～15 克，粳米 100 克，蜂蜜 15～20 克，冷水适量。

制作程序

先将槟榔片取汁去渣，与粳米煮粥，熟后放入蜂蜜调食。

服食方法

每日两次。

药膳功效

本方能够加强胃动力、促进消化。

蜂蜜木瓜散

药膳配方

蜂蜜 20 克，木瓜粉 10 克。

制作程序

将蜂蜜调入木瓜粉中即可。

服食方法

用温开水冲服，每天早晚空腹各服 1 剂。

药膳功效

本方能够助消化、健脾胃。

蜂蜜芝麻膏

药膳配方

蜂蜜 180 克，黑芝麻 30 克。

制作程序

将黑芝麻烘干，研细成末，加入蜂蜜，调匀，蒸熟。

服食方法

每日空腹早晚分 2 次服下。

药膳功效

本方能够补血益气、促进消化。

第九章

润肠通便的药膳

　　正常情况下，人摄入的食物经肠胃消化、吸收后，余下的残渣便排出体外。然而如果排便时间间隔过长，大便（残渣）中水分在肠道中被过分吸收，大便就会变得干硬，难以排出，即成便秘。由于体内不能及时将残渣排出，蛋白质腐败物通过肠道吸收到体内，就会出现毒性反应。便秘患者就容易产生头痛、头晕、舌苔厚、食欲减退、反酸、嗳气、口臭、口苦、恶心、腹部膨胀以及易疲劳等症状，情况严重时甚至会出现肠道癌症。老年人由于腑脏功能衰弱，便秘患者很多。

　　为防治便秘，老年人应多注意饮食。膳食纤维能刺激肠蠕动，缩短食物通过肠道的时间，有利于顺利排便。富含膳食纤维的食物有韭菜、芹菜、菠菜、空心菜、竹笋、香蕉、桃子、萝卜、海带、白菜、虾皮、黄豆芽、绿豆芽、四季豆、土豆、甘薯、粗米、麦片、山药以及带皮水果等。B 族维生素可促进消化液分泌，也可预防便秘。富含维生素 B_1、维生素 B_2 的食物有玉米、小米、粳米、荞麦面、豆及豆制品、标准面粉、动物肝脏、花生、鸡蛋、酵母、猪肉、猪心、奶粉、鳝鱼、芹菜、荠菜、黄花菜、紫菜等。油脂为肠润滑剂，也可使大便通畅，因此便秘患者还应适当吃些富含油脂的食品。患者可在烹调中多使用花生油、豆油、香油、葵花子油以及花生米、松子仁、核桃、葵花籽等油性食品。此外，多喝豆浆、牛奶、果汁、蜂蜜及汤、粥类食品，多喝开水和饮茶对防治便秘也有较好的效果。

粥类药膳 12 道

桂心粥

药膳配方

桂心 2 克，茯苓 2 克，桑白皮 3 克，粳米 50 克，冷水适量。

制作程序

1. 将桂心、茯苓、桑白皮放入锅内，加水适量，置武火上烧沸，再用文火熬煮，滤去药渣，留汁待用。

2. 将粳米淘洗干净，加入锅内，倒入药汁，加水适量，置武火上烧沸，再用文火熬煮至熟即成。

药膳功效

补益肝肾，润肠通便，乌须发，更有美颜作用。

郁李仁粥

药膳配方

粳米 100 克，郁李仁 15 克，姜汁 20 克，蜂蜜 30 克，冷水 1000 毫升。

制作程序

1. 粳米淘洗干净，用冷水浸泡半小时，捞出，沥干水分。

2. 郁李仁去皮，捣烂备用。

3. 锅中加入约 1000 毫升冷水，将粳米放入，先用旺火烧沸，再改用小火熬煮，待粥将熟时加入郁李仁、蜂蜜、姜汁，略煮即成。

药膳功效

主治津枯肠燥、大便艰难、老年及产后血虚便秘。

焦米粥

药膳配方

粳米 100 克，白糖 5 克，冷水 1000 毫升。

制作程序

1. 粳米淘洗干净，用冷水浸泡半小时，捞出，沥干水分。

2. 坐锅点火，放入粳米，炒至焦黄后取出备用。

3. 另取一锅，加入约 1000 毫升冷水，将焦米放入，先用旺火烧沸，再改用小火熬煮成粥，最后下入白糖拌匀，即可盛起食用。

药膳功效

宽中行气，生津清热，化积导滞，促进胃肠蠕动，通便。

五谷糙米粥

药膳配方

糙米 50 克，黑豆、红豆、黄豆、绿豆、青豆各 30 克，白糖 10 克，冷水 2000 毫升。

制作程序

1. 前 6 种食材均淘洗干净，分别用冷水浸泡 2～3 小时，捞出，沥干水分。

2. 锅中加入约 2000 毫升冷水，将所有食材下入，先用旺火烧沸，然后至小火煮 45 分钟，边煮边搅拌。

3. 待所有食材软烂后熄火，加白糖调味，继续焖煮 5 分钟，即可盛起食用。

药膳功效

清理肠胃，通便，降血压。

白粱米粥

药膳配方

白粱米 150 克，荆芥、薄荷叶、豆豉各 30 克，冰糖 10 克，冷水 1500 毫升。

制作程序

1. 将白粱米淘洗干净，用冷水浸泡半小时，捞起，沥干水分。

2. 锅中加入约 1500 毫升冷水，放入荆芥、薄荷叶、豆豉煮沸，熄火等待 10 分钟，过滤，取汁。

3. 将白粱米加入汁液中，先用旺火烧沸，然后转小火熬煮成粥，下入冰糖拌匀，即可盛起食用。

药膳功效

调理肠胃，治疗便秘，预防暗疮。

青粱米粥

药膳配方

青粱米 150 克，冰糖 10 克，冷水 1200 毫升。

制作程序

1. 将青粱米淘洗干净，用冷水浸泡半小时，捞出，沥干水分。

2. 锅中加入约 1200 毫升冷水，将青粱米放入，先用旺火烧沸，然后转小火熬煮约 45 分钟。

3. 见米粒烂熟时下入冰糖调好味，再稍焖片刻，即可盛起食用。

药膳功效

促进胃肠蠕动，治疗便秘，预防暗疮。

燕麦粳米粥

药膳配方

粳米 100 克，燕麦粉 30 克，白糖 10 克，冷水 1000 毫升、冷开水适量。

制作程序

1. 粳米淘洗干净，用冷水浸泡半小时，捞起，沥干水分。

2. 将粳米放入锅内，加入约 1000 毫升冷水，先用旺火烧沸，然后改用小火熬煮。

3. 粥熬至半熟时将燕麦粉用冷开水调匀，放入锅内，搅拌均匀，待粳米烂熟以后加白糖调味，即可盛起食用。

药膳功效

清理肠胃，通便，益智健脑，强筋壮骨。

千屈菜马齿苋粥

药膳配方

粳米 150 克，千屈菜 30 克，马齿苋 20 克，蜂蜜 15 克，冷水 1500 毫升。

制作程序

1. 粳米淘洗干净，用冷水浸泡半小时，捞出，沥干水分。

2. 千屈菜择去老黄叶和根茎杂质，洗净，切 2 厘米长的段；马齿苋洗净，切细。

3. 锅中加入约 1500 毫升冷水，将粳米放入，先用旺火烧沸，然后改用小火熬煮约 10 分钟。

4. 锅内放入千屈菜段、马齿苋，继续煮至粳米软烂，然后加蜂蜜拌匀，即可盛起食用。

药膳功效

宁心安神，润肠通便。

香茗粥

药膳配方

粳米 100 克，茶叶 15 克，姜 2 片，冷水 1000 毫升。

制作程序

1. 将茶叶用温水浸泡，然后滗去水。

2. 粳米淘洗干净，用冷水浸泡半小时，沥干水分备用。

3. 取锅加入少量冷水，将茶叶倒入煎煮，取浓汁备用。

4. 锅中加入约 1000 毫升冷水，将粳米、姜放入，先用旺火烧沸，再改用小火熬煮，待粥将成时加入浓茶汁，略煮即成。

药膳功效

适用于肠胃燥热、便秘或肠风致大便出血等症。

山药莲子葡萄粥

药膳配方

生山药 30 克，莲子 30 克，葡萄干 30 克，白糖少许。

制作程序

1. 将生山药切成薄片，莲子去心，葡萄干洗净，同放入锅内，加水适量。

2. 将锅置武火上烧沸，再用文火熬煮至熟，加入白糖，拌匀即成。

药膳功效

健胃清肠，行滞通便。适用于高血压、高血脂或大肠热盛引起的便秘。

杏肉粥

药膳配方

杏肉 5 枚，粳米 100 克，冰糖 50 克，冷水适量。

制作程序

1. 杏肉洗净。

2. 粳米淘洗干净，用冷水浸泡半小时，捞出，沥干水分备用。

3. 取锅放入适量冷水、杏肉，煮至熟烂时加入粳米，用旺火煮开，再用小火续煮。

4. 见米粒软烂时下入冰糖调好味，再略煮片刻，即可盛起食用。

药膳功效

止咳定喘，润肠通便。

普洱茶菊粥

药膳配方

粳米 100 克，普洱茶叶 3 克，甘菊花 10 克，白糖 15 克，冷水适量。

制作程序

1. 将普洱茶叶加甘菊花泡茶，滤去茶叶，取茶汤备用。

2. 粳米淘洗干净，用冷水浸泡半小时，捞出，沥干水分。

3. 锅中加入茶汤和适量冷水，将粳米放入，先用旺火烧沸，然后改用小火熬煮，待汤汁黏稠时加白糖拌匀，即可盛起食用。

药膳功效

清热、下气、利水、通便。

汤类药膳 19 道

决明子蔬菜汤

药膳配方

大白菜 150 克，萝卜 30 克，干海带芽、紫菜末各 10 克，葱 3 根，味精 15 克，决明子 35 克，枸杞 6 克，冷水适量。

制作程序

1. 萝卜（去皮）、大白菜洗净，切块；葱洗净切段；味精加入适量水，轻轻搅动化开。

2. 决明子放入锅中加适量水煮 30 分钟，滤除杂质，汤汁留下备用。

3. 除海带芽外全部材料放入汤汁中煮 10 分钟，关火，再加入海带芽泡至涨开即可。

药膳功效

助消化、通气排便。

大芥菜红薯汤

药膳配方

大芥菜 450 克，红薯 500 克，植物油 5 克，姜 2 片，盐 5 克，沸水 1000 毫升。

制作程序

1. 大芥菜洗净，切段；红薯去皮，洗净，切成块状。

2. 热锅，加入植物油、姜片，将红薯爆炒 5 分钟，加入沸水 1000 毫升，煮沸后加入大芥菜，煲滚 20 分钟，加盐调味即可。

药膳功效

益气生津、宽肠胃、通大便。能保护人体的呼吸道和消化道，并起润滑、消炎的作用。

红薯芥菜黄豆汤

药膳配方

红薯 380 克，芥菜 300 克，黄豆 75 克，猪瘦肉 100 克，姜 2 片，盐适量，冷水适量。

制作程序

1. 红薯去皮，洗净，切厚块；芥菜和黄豆洗净；猪瘦肉洗净，氽烫后再冲洗干净。

2. 煲滚适量水，放入红薯、芥菜、黄豆、猪瘦肉和姜片，水滚后改文火煲约 90 分钟，下盐调味即成。

药膳功效

调理肠胃，治疗便秘，预防暗疮。

芦笋玉米西红柿汤

药膳配方

鲜芦笋 100 克，玉米棒 2 段，西红柿 2 个，猪瘦肉 100 克，姜 1 片，盐适量，冷水适量。

制作程序

1. 将鲜芦笋削去硬节皮，洗干净切段；玉米洗干净；西红柿洗干净，切块去子。

2. 猪瘦肉洗干净，余烫后再冲洗干净。

3. 煲滚适量水，下鲜芦笋、玉米段、西红柿、猪瘦肉、姜片。煲滚后改文火煲 2 小时，下盐调味即成。

药膳功效

清理肠胃，通便，降血压。

杏桂银耳冬菇汤

药膳配方

杏仁 15 克，银耳 15 克，桂圆肉 10 克，冬菇 8 个，猪腱（猪瘦肉）200 克，红枣 4 颗，姜 2 片，盐少许，冷水 2000 毫升。

制作程序

1. 冬菇去蒂，与银耳分别用冷水浸透、泡发，洗净备用。

2. 杏仁、桂圆肉、猪腱、红枣和姜分别用清水洗净；红枣去核备用。

3. 汤锅中倒入 2200 毫升冷水，武火煮滚，放入上述所有材料，改中火继续煲 3 小时左右，加盐调味，即可食用。

药膳功效

宁心安神，润肠通便。

菠耳汤

药膳配方

菠菜根 90 克，银耳 9 克，盐或糖适量，冷水 350 毫升。

制作程序

1. 将银耳先用水浸泡 2 小时，洗净；菠菜根洗净。

2. 将银耳放入炖锅中，放 350 毫升水，煮约半小时后加入菠菜根，再煮沸 20 分钟即可，咸甜两食均可。

药膳功效

滋阴润燥，解渴通便，主治大肠燥热造成的大便秘结、糖尿病口渴欲饮等症。

蜂蜜香油汤

药膳配方

蜂蜜 50 克，香油 25 克，温开水 100 毫升。

制作程序

1. 蜂蜜放碗内，用筷子不停打搅，使其起泡直至浓密。

2. 继续边搅边将香油慢慢倒入蜂蜜内，搅拌均匀。然后将温开水约 100 毫升徐徐加入，搅至开水、香油、蜂蜜三者混为一体即成。

药膳功效

润燥滑肠，滋补益寿，杀菌解毒。

冬菇花生白菜汤

药膳配方

冬菇 6 个，花生 75 克，白菜 380 克，猪瘦肉 100 克，红枣 3 颗，姜 2 片，盐适量，冷水适量。

制作程序

1. 冬菇用水浸软，去蒂，洗净；洗净花生和白菜；把猪瘦肉洗净，氽烫后再冲洗净；红枣去核，洗净。

2. 煲滚适量水，放入冬菇、花生、白菜、猪瘦肉、红枣和姜片，水滚后改文火煲约 2 小时，下盐调味即成。

药膳功效

清热润燥，调理肠胃，治便秘。

乳蛋汤

药膳配方

牛奶 500 克，鸡蛋 1 只，核桃仁 1 个，冰糖少许。

制作程序

1. 鸡蛋敲入碗内打散，核桃仁捣烂，冰糖研细，均加入牛奶中调和均匀。

2. 上锅隔水蒸熟即可。

药膳功效

滋阴化痰、润燥通便。能填精壮肾、补益五脏，对老人肠燥便秘尤宜，也适用于肺虚喘咳或干咳。

山楂甘笋汤

药膳配方

山楂 19 克，胡萝卜 375 克，圆白菜 375 克，猪瘦肉 150 克，蜜枣 3 颗，姜 1 片，盐适量，冷水适量。

制作程序

1. 山楂和蜜枣洗净；胡萝卜去皮洗净，切块；圆白菜洗净；猪瘦肉洗净，氽烫再冲洗干净。

2. 煲滚适量水，下山楂、胡萝卜、圆白菜、猪瘦肉、蜜枣及姜片，滚后改文火煲2小时，下盐即成。

药膳功效

清理肠胃，润肠通便。

菜心螺片猪瘦肉汤

药膳配方

菜心300克，速冻螺片225克，猪瘦肉225克，胡萝卜188克，姜4片，葱2段，盐适量，冷水适量。

制作程序

1. 洗干净菜心；螺片解冻后，清洗干净，加入已下葱和2片姜的滚水内煮5分钟，取出洗干净；洗净猪瘦肉，氽烫后再冲洗干净；胡萝卜去皮，洗净后切块。

2. 煲滚适量水，放入菜心、螺片、猪瘦肉、胡萝卜和姜片，水滚后改文火煲约90分钟，下盐调味即成。

药膳功效

养心安神，润肠通便，驻颜美容。适用于心悸、心烦、失眠、肠燥便秘、面色无华等症。

茭白芹菜汤

药膳配方

茭白100克，旱芹50克，冷水适量。

制作程序

1. 将茭白剥去外壳，洗净切片；旱芹洗净，切段。

2. 将茭白、旱芹同放汤锅，加水煮15分钟即成。

药膳功效

除热祛风，散寒破结，降压通便，适于二便不通，亦可用于防治高血压。

注意事项

茭白含有一种难溶性草酸钙，肾病及尿路结石患者不宜多食。

紫菜荸荠豆腐汤

药膳配方

紫菜75克，荸荠15个，豆腐1块，姜2片，葱花1茶匙，盐适量，冷水或高汤2000毫升。

制作程序

1. 紫菜泡水发透，挤干水分；荸荠去皮，切片；豆腐切丁，均洗净备用。

2. 锅中倒入 2000 毫升冷水或高汤，先以武火煮滚，放入前 4 种材料，改用中火煮 20 分钟，关火前加盐调味，撒上葱花即可。

药膳功效

调理肠胃，治疗便秘，预防暗疮。

西芹丝瓜萝卜汤

药膳配方

西芹 75 克，丝瓜 100 克，胡萝卜 150 克，冬瓜 300 克，冬菇（水发）3 个，莲子 30 克，猪瘦肉 75 克，姜 1 片，盐适量，冷水适量。

制作程序

1. 西芹洗净，切段；丝瓜削去外皮，洗净，切块；莲子洗净。

2. 胡萝卜去皮，洗净切块；冬瓜洗净切厚块。

3. 猪瘦肉洗干净，氽烫后再冲洗干净。

4. 煲滚适量水，放入以上材料和姜，再滚后改文火煲 2 小时，下盐调味即成。

药膳功效

清热解毒，清理肠胃。

红萝卜银耳螺头汤

药膳配方

红萝卜 250 克，银耳 20 克，螺头 250 克，猪瘦肉 200 克，蜜枣 3 颗，盐 5 克，冷水 1500 毫升。

制作程序

1. 将红萝卜去皮，切成块状，洗净；蜜枣洗净，银耳浸泡，去除根蒂部硬结，撕成小朵，洗净；猪瘦肉洗净，飞水；螺头洗净，飞水。

2. 将清水 1500 毫升放入瓦煲内，煮沸后加入以上用料，武火煲滚后改用文火煲 2 小时，加盐调味即可。

药膳功效

清热降火，润肠通便。适用于热病伤津或火热内盛引起的便秘。

注意事项

肺虚寒咳、脾胃虚寒者慎用。

芦荟猪蹄汤

药膳配方

芦荟 300 克，猪蹄 600 克，蜜枣 3 颗，盐 3 克，冷水 2000 毫升。

制作程序

1. 将芦荟去皮，洗净，切段。

2. 将猪蹄斩件，洗净，飞水。热锅，将猪蹄干爆5分钟。

3. 将冷水2000毫升放入瓦煲内，煮沸后放入前3种用料，武火煲滚后改用文火煲3小时，加盐调味即可。

药膳功效

清热、润肠、通便。适用于肠热引起的大便不畅或大便秘结者。

注意事项

肠胃虚弱、气虚便秘者慎用。

无花果木耳猪肠汤

药膳配方

无花果50克，黑木耳20克，荸荠100克，猪大肠400克，猪瘦肉150克，蜜枣3颗，花生油15克，淀粉20克，盐5克，冷水2000毫升。

制作程序

1. 将无花果、黑木耳洗净，浸泡1小时；荸荠去皮，洗净。

2. 猪大肠翻转，用花生油、淀粉反复搓擦，以去除秽味及黏液，冲洗干净，飞水。

3. 将冷水2000毫升放入瓦煲内，煮沸后加入前6种用料，武火煲滚后改用文火煲3小时，加盐调味即可。

药膳功效

健胃清肠，行滞通便。适用于高血压、高血脂、癌症术后或大肠热盛引起的便秘。

注意事项

脾胃虚弱、气虚便秘者慎用。

萝卜干蜜枣猪蹄汤

药膳配方

萝卜干30克，猪蹄600克，蜜枣5颗，盐5克，冷水2000毫升。

制作程序

1. 将萝卜干浸泡1小时，洗净；蜜枣洗净。

2. 将猪蹄斩件，洗净，飞水。热锅，将猪蹄干爆5分钟。

3. 将冷水2000毫升放入瓦煲内，煮沸后加入以上用料，武火煲滚后改用文火煲3小时，加盐调味即可。

药膳功效

清肠、润燥、通便。本方适用于热病后或肺燥引起的口干、咳嗽、大便秘结等症。

注意事项

胃寒、脾虚泄泻者慎用。

赤小豆牛肚汤

药膳配方

牛肚 125 克，薏米 30 克，赤小豆 30 克，盐少许，沸水适量。

制作程序

1. 将赤小豆预先泡水 12 小时，薏米预先泡水 4 小时，备用。

2. 将牛肚翻出，将两面清洗干净，切成丝条状备用。

3. 锅内注水烧沸，将薏米、赤小豆和牛肚一并放入。待牛肚熟软后，调入适量的盐即可食用。

药膳功效

清肠、润燥、通便。本方对热病肠燥之大便不畅或体阴虚火旺而排便困难者最宜。

茶类药膳 2 道

橘皮茶

药膳配方

橘皮 20 克，红茶 3 克，红糖 25 克。

制作程序

橘皮加水煎沸，取沸汤泡红茶，5 分钟后再趁热加入红糖，调匀即成。

服食方法

每日 1 剂，分 3 次服饮。

药膳功效

本方用于治疗便秘。

胡椒茶

药膳配方

胡椒 10 粒，陈茶 3 克，盐适量。

制作程序

胡椒研细，与陈皮、盐一起用沸水冲泡 5 分钟即成。

服食方法

每日 1～2 剂。

药膳功效

本方具有顺气养胃的功效，能够治疗便秘。

蜂产品药膳 4 道

蜜制萝卜

药膳配方

白萝卜 200 克，蜂蜜 150 克。

制作程序

鲜白萝卜洗净，切丁，放入沸水中煮沸，捞出，控干水分，晾晒半日，放锅中，加入蜂蜜，用小火煮沸调匀，晾冷后服食。

服食方法

每日睡前取适量服食。

药膳功效

本方具有改善肠道功能的作用，能够治疗便秘。

蜂蜜葱白奶汁

药膳配方

蜂蜜 400 克，牛奶 250 克，葱白 100 克。

制作程序

先将葱白洗净绞汁，然后将牛奶与蜂蜜共煮，开锅下葱汁，再煮即成。

服食方法

每日早空腹服用。

药膳功效

本方具有润肠通便、提高免疫力的作用。

姜蜜萝卜汁

药膳配方

蜂蜜 150 克、白萝卜 1000 克、生姜汁少许。

制作程序

将白萝卜榨汁，加蜂蜜、生姜汁，调匀即可。

服食方法

每日早晚空腹食用，每次 30～50 克。

药膳功效

本方具有顺气养胃的功效，能够治疗便秘。

咸蜜汁

药膳配方

蜂蜜 50 克，盐 6 克。

制作程序

先将盐用水溶化，加入蜂蜜，搅匀即可。

服食方法

每日早晚各服 1 次。

药膳功效

本方具有清肠排毒的作用，可治疗便秘、宿便不通。

第十章

防治视力障翳的药膳

老年人多肝肾功能不足，每见耳目不聪、齿摇脱落等衰老征象。老花眼是老年人的常见病。中医有云："肝开窍于目"，故欲养眼，必先养肝。眼病患者应注意多吃能滋阴润燥、平肝潜阳的食品。

能平肝明目的食物主要有以下几种：含有较多膳食纤维、胡萝卜素、维生素 A、维生素 C 的蔬菜和水果。这些食品能防止眼睛干燥，预防夜盲症。另外，肝与血的关系十分密切，要养肝必须先调节血行。动物肝、豆类、蛋类（包括豆制品——豆浆、豆腐）、奶类食物中含有较丰富的蛋白质，多吃这些食物对于养血、调肝气大有裨益。

粥类药膳 12 道

枸杞叶羊肾粥

药膳配方

粳米 150 克，枸杞叶 200 克，羊肾 1 副，羊肉 100 克，葱白 5 克，冷水 2000 毫升。

制作程序

1. 粳米淘洗干净，用冷水浸泡半小时，捞出，沥干水分。

2. 枸杞叶洗净，用纱布装好，扎紧；葱白洗净，切成细节。

3. 将羊肾洗净，去臊腺脂膜，切成细丁；羊肉洗净，焯水备用。

4. 锅中加入约 2000 毫升冷水，将粳米、羊肉、羊肾丁、枸杞叶一同放入，先用旺火烧沸，然后改用小火熬煮，待米烂肉熟时加入葱白节，再稍焖片刻，即可盛起食用。

药膳功效

滋阴，润燥，补肝肾，美容驻颜。适用于阴虚火旺、口干、肝肾虚损、视物不清、面色无华等症。

兔肝粥

药膳配方

粳米 200 克，兔肝 1 副，盐 2 克，冷水 2000 毫升。

制作程序

1. 粳米淘洗干净，用冷水浸泡半小时，捞出，沥干水分。

2. 兔肝洗净，切片备用。

3. 锅中加入约 2000 毫升冷水，将粳米放入，用旺火烧沸后加入兔肝片，搅拌几下，然后改用小火熬煮。

4. 粥将成时下入适量盐，搅拌均匀，再继续煮至粥成，即可盛起食用。

药膳功效

补肝养血，养阴退热，益精明目。

桑葚枸杞猪肝粥

药膳配方

粳米 100 克，猪肝 100 克，桑葚 15 克，枸杞 10 克，盐 3 克，冷水 1000 毫升。

制作程序

1. 粳米淘洗干净，用冷水浸泡半小时，捞出，沥干水分。

2. 桑葚洗净，去杂质；枸杞洗净，用温水泡至回软，去杂质。

3. 猪肝洗净，切成薄片。

4. 把粳米放入锅内，加入约 1000 毫升冷水，置旺火上烧沸，打去浮沫，再加入桑葚、枸杞和猪肝片，改用小火慢慢熬煮。

5. 见粳米熟烂时下入盐拌匀，再稍焖片刻，即可盛起食用。

药膳功效

补虚益精，清热明目，对虚劳发热、目赤肿痛、夜盲症患者最宜。

猪肝红米粥

药膳配方

猪肝 250 克，红米 125 克，豆豉适量，葱白 1 把，盐少许，冷水适量。

制作程序

1. 猪肝洗净，去筋膜，切片；红米淘净；葱白切碎。

2. 将红米放入锅内，加水，煮滚。

3. 放入猪肝，煮熟，再加豆豉、葱白、盐，稍煮至粥稠即可。

药膳功效

补肝肾，护视力，美容颜，润肺止咳。本汤适用于肝肾虚损、视物不清、肺热咳嗽、面部皱纹密布等症。

鳗鱼粥

药膳配方

粳米 150 克，活鳗鱼 1 条（约 500 克），葱段 10 克，姜 1 片，料酒 8 克，盐 2 克，味精 1.5 克，冷水适量。

制作程序

1. 将鳗鱼切断颈骨，放净鳗血，用热水略烫后，抹去鱼体黏液，剖开去内脏，斩去尾鳍，冲洗干净。

2. 粳米淘洗干净，用冷水浸泡半小时，捞出，沥干水分。

3. 取锅加入冷水、鳗鱼，加入葱段、姜片、料酒，煮至鳗鱼熟烂后捞出鳗鱼，拆肉去骨，放入碗内。鱼汤拣去葱段、姜片待用。

4. 另取一锅加入适量冷水，烧沸后加入粳米、鱼汤，煮至粥将成时加入鱼肉，用盐、味精调味，候沸即可。

药膳功效

补中益气，养血平肝，明目，对急慢性肝炎有很好的疗效。

枸杞油菜粥

药膳配方

粳米 100 克，油菜 50 克，枸杞 30 克，盐 1 克，温水适量，冷水 1000 毫升。

制作程序

1. 粳米淘洗干净，用冷水浸泡半小时，沥干水分后放入锅中，加入约 1000 毫升冷水，用旺火煮沸，再改用小火熬煮。

2. 油菜洗净，去根，放在加盐的热水中焯一下，捞出，切成小段。

3. 枸杞用温水泡至回软，洗净捞出，沥干水分备用。

4. 见粥变黏稠后加入油菜段、枸杞和盐，再稍煮片刻，即可盛起食用。

药膳功效

养血补肝，润燥消胀，对视力不足者、肝炎患者有益。

红枣羊骨米粥

药膳配方

红枣 5 颗，羊胫骨 1 条，糯米 100 克，冷水适量。

制作程序

1. 将红枣洗净，剔除核。

2. 羊胫骨冲洗干净，敲成碎块。

3. 糯米淘洗干净。

4. 锅内放冷水、羊骨，旺火煮沸后用文火熬煮约 1 小时，滤去骨头，后加糯米、红枣，续煮至粥成。

药膳功效

强肝祛毒，清心明目，退火，解疲劳，止痢，治中暑。

桂圆栗子粥

药膳配方

粳米 100 克，栗子 10 个，桂圆肉 15 克，白糖 10 克，冷水 1000 毫升。

制作程序

1. 粳米淘洗干净，用冷水浸泡半小时，捞出，沥干水分。

2. 栗子剥壳后用温水浸泡 3 小时，去皮备用。

3. 锅中加入约 1000 毫升冷水，将粳米和栗子放入，先用旺火烧沸，然后转小火熬煮 45 分钟。

4. 桂圆肉和白糖入锅拌匀，续煮约 10 分钟至粥稠，即可盛起食用。

药膳功效

滋阴润燥，明目安神，养血壮阳，益脾开胃，润肤美容。

蒲菜粥

药膳配方

小米 100 克，蒲菜 150 克，盐 2 克，冷水适量。

制作程序

1. 将蒲菜去掉老皮，冲洗干净，放入沸水锅内氽透后捞出，过凉后切细。

2. 小米淘洗干净，用冷水浸泡半小时后捞出，沥干水分。

3. 取锅放入冷水、小米，旺火煮沸后加入蒲菜，再改用小火续煮至粥成，然后加入盐调味即可。

药膳功效

清热、凉血、利尿。适用于热痢、热淋、带下、口臭、水肿、瘰疬等症。久食能坚齿、明目、聪耳，尤宜适合老年人食用。

车前子粥

药膳配方

粳米 100 克，车前子 25 克，白糖 15 克，冷水适量。

制作程序

1. 粳米淘洗干净，用冷水浸泡半小时，捞出，沥干水分。

2. 将车前子用干净纱布包好，扎紧袋口。

3. 取锅加入冷水、车前子，煮沸后约 15 分钟，拣去车前子，加入粳米，用旺火煮开后改小火，续煮至粥成，调入白糖后即可进食。

药膳功效

清热利尿，渗湿通淋，明目，祛痰，用于治疗水肿胀满、热淋涩痛、暑湿泄泻、目赤肿痛、痰热咳嗽。

菊花核桃粥

药膳配方

粳米 100 克，菊花、核桃仁各 15 克，冰糖 20 克，冷水 1000 毫升。

制作程序

1. 菊花洗净，去杂质；核桃去壳留仁，洗净。

2. 粳米淘洗干净，用冷水浸泡半小时，捞出，沥干水分。

3. 锅中加入约 1000 毫升冷水，将粳米放入，先用旺火烧沸，加入菊花、核桃仁，然后改用小火慢慢熬煮。

4. 待粥将成时加入冰糖，搅拌均匀，再稍焖片刻，即可盛起食用。

药膳功效

清热去肝火，利水消食，止渴去燥，滋阴明目。

胚芽红薯粥

药膳配方

粳米 100 克，黄心红薯、胚芽米各 50 克，黑芝麻 5 克，白糖 10 克，冷水 1000 毫升。

制作程序

1. 粳米、胚芽米淘洗干净，用冷水浸泡半小时，捞出，沥干水分；黑芝麻洗净。

2. 黄心红薯洗净，去皮，切成小块。

3. 锅中加入约 1000 毫升冷水，将粳米、胚芽米放入，用旺火烧沸后放入红薯块，改用小火熬煮成粥，撒入黑芝麻稍滚，下入白糖拌匀，即可盛起食用。

药膳功效

缓解眼睛疲劳，防治角膜炎，明目清心。

汤类药膳 14 道

枸杞叶猪肝汤

药膳配方

枸杞叶 50 克，猪肝 100 克，盐少许，热水适量。

制作程序

1. 将猪肝洗净切片，放入热水锅内煮至肝熟。

2. 再投入洗净的枸杞叶，续煮沸后，以盐调味即成。

药膳功效

补虚益精，清热明目，对虚劳发热、目赤肿痛、夜盲症患者最宜。

猪肝豆腐汤

药膳配方

猪肝 100 克，豆腐 250 克，盐、葱、姜各少许，冷水适量。

制作程序

1. 将猪肝洗净去筋膜，切成薄片。

2. 将豆腐漂净切厚片，放入锅内加适量水及盐、葱、姜，以文火煮沸。

3. 投入猪肝，用武火滚数分钟即成。

药膳功效

养血补肝，润燥消胀，对视力不足者及肝炎患者有益。

枸杞猪肝瘦肉汤

药膳配方

枸杞叶、梗共 30 克，猪肝、猪瘦肉各 50 克，酱油、盐各适量，冷水适量。

制作程序

1. 猪肝洗净，切片；猪瘦肉洗净，切片，用酱油、盐腌 10 分钟；枸杞叶洗净；枸杞梗折短（或扎成两小扎），洗净。

2. 把枸杞梗放入锅内，加冷水适量，文火煲至枸杞梗出味，捞起不要。放入枸杞叶煮沸，再投入猪肝、猪瘦肉煮至熟，调味食用。

药膳功效

补肝养血，养阴退热，益精明目。

菊花猪肝汤

药膳配方

鲜菊花 20 克，猪肝 100 克，香油、酒、盐各少许，冷水适量。

制作程序

1. 将猪肝洗净，切薄片，用香油、酒腌 10 分钟；鲜菊花洗净，取花瓣。

2. 先将菊花放入冷水锅内煮片刻，再放猪肝，煮 20 分钟，加盐调味即成。

药膳功效

滋养肝血，养颜明目。

苦瓜荠菜猪肉汤

药膳配方

苦瓜 100 克，芥菜 50 克，猪瘦肉 100 克，料酒、盐各少许，冷水适量。

制作程序

1. 先将猪瘦肉切成肉片，用料酒、盐腌 10 分钟。

2. 将肉片加水煮沸 3 分钟，加入苦瓜、荠菜煮 10 分钟，调味即成。

药膳功效

滋阴润燥,清肝明目。

萝卜淮山药瑶柱汤

药膳配方

青萝卜 225 克,胡萝卜 300 克,淮山药 38 克,瑶柱 4 粒,猪瘦肉 300 克,枸杞 3 汤匙,姜 2 片,盐适量,冷水适量。

制作程序

1. 淮山药用水浸 1 小时,清洗干净;枸杞用水浸 30 分钟,洗干净;青萝卜、胡萝卜分别去皮,洗干净后切厚块;瑶柱洗净;猪瘦肉洗净,汆烫后再清洗干净。

2. 煲滚适量水,放入青萝卜、胡萝卜、淮山药、瑶柱、猪瘦肉和姜片,水滚后改文火煲约 2 小时,放入枸杞再滚约 10 分钟,下盐调味即成。

药膳功效

明目,护眼。

玉米香菇排骨汤

药膳配方

排骨 500 克,玉米 2 个,香菇 5 个,盐少许,冷水适量。

制作程序

1. 排骨烫去血水;玉米切段;香菇泡软去蒂。

2. 将排骨、玉米、香菇一同入锅,加入适量冷水煮,武火转文火,慢慢煨炖约 1 小时,加盐调味即可。

药膳功效

此汤具有明目、解毒之效。

枸杞菠菜豆腐汤

药膳配方

枸杞 20 克,菠菜 300 克,豆腐 200 克,料酒、姜、葱、盐、味精、香油各少许,冷水 1500 毫升。

制作程序

1. 将枸杞洗净,去杂质、果柄。

2. 菠菜洗净,切成小细段,用沸水汆透,沥干水分。

3. 豆腐洗净,切成小细条;姜拍松,葱切段。

4. 将豆腐、菠菜、枸杞、料酒、姜、葱同放炖锅内,加入冷水 1500 毫升,烧沸,煮 10 分钟,加入盐、味精、香油调味即成。

药膳功效

滋阴、润燥、补肝肾、美容驻颜。适用于阴虚火旺、口干、肝肾虚损、视物不清、面色无华等症。

枸杞雪梨汤

药膳配方

枸杞叶、梗共300克，胡萝卜225克，雪梨4个，蜜枣3颗，姜1片，盐适量，冷水适量。

制作程序

1. 取枸杞叶洗净，把枸杞梗清洗净后捆成一扎。

2. 胡萝卜去皮，洗净后切块；雪梨洗净，切块；蜜枣洗净。

3. 煲滚适量水，放入枸杞梗、胡萝卜、雪梨、蜜枣、姜片，水滚后改文火煲约90分钟，取出枸杞梗，然后再放入枸杞叶续滚约20分钟，下盐调味即成。

药膳功效

明目，润肺。

菊花乌鸡汤

药膳配方

鲜菊花500克，乌鸡1只，姜5克，葱10克，盐4克，味精2克，鸡精3克，芝麻10克，鸡油25克，料酒10克，冷水2800毫升。

制作程序

1. 将鲜菊花撕成瓣状，洗净；乌鸡宰杀后去毛、内脏及爪；姜拍松，葱切段。

2. 将乌鸡、姜、葱、料酒同放煲内，加冷水2800毫升，置武火上烧沸，再用文火煲35分钟，加入盐、味精、鸡精、香油、鸡油、菊花即成。

药膳功效

清热明目，滋阴美容。

鸡肝胡萝卜汤

药膳配方

鸡肝1副，胡萝卜适量，盐少许，冷水适量。

制作程序

1. 将胡萝卜洗净切片，放入冷水锅内煮沸。

2. 投入洗净的鸡肝煮熟，以盐调味即成。

药膳功效

补肝益肾，养血明目，防治夜盲症。

枸杞西红柿鸡蛋汤

药膳配方

枸杞20克，西红柿150克，鸡蛋1只，姜3克，葱6克，盐3克，味精2

克，植物油 50 克，冷水 1500 毫升。

制作程序

1. 将枸杞洗净，去果柄、杂质；西红柿洗净，去皮，切成薄片；鸡蛋打入碗内，搅散；姜切片，葱切段。

2. 将炒锅置武火上烧热，加入植物油，烧六成热时下入姜葱爆锅，然后除去姜葱，下入鸡蛋，将两面煎成金黄色，加冷水 1500 毫升，武火煮沸，下入西红柿、枸杞、盐、味精搅匀即成。

药膳功效

滋补肝肾，润燥，明目，美容。适用于肝肾虚损、近视、衄血、便血、消渴、面色无华等症。

银耳鱼肚汤

药膳配方

鱼肚 150 克，银耳（水发）50 克，料酒 10 克，姜 5 克，葱 10 克，盐 3 克，味精 2 克，胡椒粉 1 克，香油 15 克，冷水 800 毫升。

制作程序

1. 将银耳用水发透，去蒂头、杂质，撕成瓣状；鱼肚发透，切成 2 厘米宽、4 厘米长的段。

2. 将银耳、鱼肚、姜、葱、料酒同放炖锅内，加水 800 毫升，武火烧沸，再用文火炖煮 35 分钟，加入盐、味精、胡椒粉、香油即成。

药膳功效

补肝肾，护视力，美容颜，润肺止咳。本汤适用于肝肾虚损、视物不清、肺热咳嗽、面部皱纹密布等症。

鲍鱼汤

药膳配方

鲍鱼 1~2 个，猪瘦肉 200 克，生姜 2 片，冷水 1200 毫升。

制作程序

1. 鲍鱼（多用干鲍或罐头鲍鱼）洗净，切片；猪瘦肉原件、姜洗净。

2. 以上材料一起投入煲中，放冷水 1200 毫升，共煲 4~5 小时至鲍鱼熟烂为止。

药膳功效

降血压，明目滋阴，降火平肝，祛热养津，防治肺结核。

汁类药膳 2 道

甘菊饮

药膳配方

菊花 6 克，甘草 3 克，冷水适量，白糖 30 克，冷水 300 毫升。

制作程序

1. 菊花洗净，去除杂质；甘草洗净，切薄片。

2. 把菊花、甘草放入锅内，注入冷水，置中火上烧沸，再用小火煮 15 分钟。

3. 将煎好的汁液过滤，除去废渣，倒入杯中，加入白糖拌匀，直接饮用即可。

药膳功效

滋补肝肾，润燥，明目，美容。适用于肝肾虚损、视物不清等症。

黑豆汁

药膳配方

黑豆 100 克，白糖 50 克，开水 200 毫升。

制作程序

1. 黑豆洗净，用冷水浸泡 3 小时后捞出，放入榨汁机中，加入开水，搅打 15 分钟。

2. 将生黑豆浆倒入锅中，以中火煮，滚后改用小火煮约 10 分钟，熄火，待黑豆汁稍凉一些，倒入杯中。

3. 在黑豆汁中加入白糖，搅拌均匀，即可直接饮用。

药膳功效

驻颜，明目，乌发，使皮肤白嫩。

茶类药膳 2 道

神清目明茶

药膳配方

茶叶适量。

服食方法

口嚼茶叶，清茶汤送下。

药膳功效

本方用于治疗肝火上升所致的视物不清。

槐花绿茶

药膳配方

绿茶 5 克，槐花 30 克，冷水 500 毫升，蜂蜜适量。

制作程序

1. 将绿茶、槐花放入容积 500 毫升的茶杯内，用 90℃ 开水冲泡。

2. 马上加盖，浸泡片刻，候温，调入蜂蜜搅匀即可饮用。

服食方法

每日 3 ~ 4 次，15 天为 1 疗程，并可连续服用。

药膳功效

本方具有安神益智、养肝明目的作用。

酒类药膳 2 道

草还丹酒

药膳配方

石菖蒲、补骨脂、熟地黄、远志、地骨皮、牛膝各 30 克，白酒 500 毫升。

制作程序

将前 6 味共研细末，置容器中，加入白酒，密封，浸泡 5 日后即可饮用。

服食方法

每次空腹服 10 毫升，每日早、午各服 1 次。

药膳功效

理气活血，聪耳明目，轻身延年，安神益智。主治老年人五脏不足、精神恍惚、耳聋耳鸣、少寐多梦、食欲不振等症。

枸杞酒

药膳配方

枸杞、生地黄各 300 克，大麻子 500 克，白酒 5000 毫升。

制作程序

1. 先将大麻子炒熟，摊去热气；生地黄切片；前两味与枸杞相和，共入布袋，置容器中。

2. 加入白酒，密封，浸泡 7 ~ 14 日后，即可饮用。

服食方法

任意饮之，令体中微有酒力，醺醺为妙。

药膳功效

明容驻颜，轻身不老，坚筋骨，耐寒暑。

蜂产品药膳 4 道

核桃仁蛋奶蜜

药膳配方

蜂蜜 30 克，牛奶 250 克，炒核桃仁 20 克，鸡蛋 1 只。

制作程序

核桃仁捣烂；将鸡蛋打散，冲入牛奶，加入核桃仁和蜂蜜，煮沸后食用。

服食方法

日服 1 次，连服数日。

药膳功效

本方具有安神益智、养肝明目的作用。

牛黄蜜饮

药膳配方

蜂蜜 100 克，牛黄 0.6 克。

制作程序

将 2 味混合，兑水服用。

服食方法

隔日服 1 次，连服数日。

药膳功效

本方可治疗老年性视力衰退、干眼症。

菊花蝉蜕蜜饮

药膳配方

蜂蜜 25 克，菊花 12 克，蝉蜕 6 克。

制作程序

将菊花、蝉蜕共研为末，加蜂蜜调匀，温开水送服。

服食方法

隔日服 1 次，连服数日。

药膳功效

本方具有平肝潜阳、清热祛火的作用，可治疗老年性视力衰退。

芜菁菜子蜜酒

药膳配方

蜂蜜 30 克，芜菁菜子（又名大头菜子）、料酒各适量。

制作程序

将芜菁菜子用酒浸泡 1 夜，取出后蒸 20 分钟，然后晒干、研末，加蜂蜜混合。

服食方法

每日 2 次，每次服 10 克，用米汤送下。

药膳功效

本方具有养肝明目的作用，可治疗视力障翳。

第十一章

降压降脂的药膳

高血压是以动脉血压升高为主要特征的一种常见病。它可引起血管、脑、心、肾等器官的病变，常表现为头晕、头痛、眼花、耳鸣、心悸、胸闷、失眠、乏力等症状。高血压是中老年人多发病之一。

对于高血压，除了降压药物治疗外，饮食疗法也是其重要的防治措施之一。高血压患者首先应多食用植物油，如豆油、菜籽油、玉米油等。这些植物油可以促进胆固醇氧化生成胆酸、增加胆固醇排出量，从而降低血中胆固醇含量，同时还能抑制血栓形成、增强微血管的弹性，对预防高血压及脑血管的硬化或破裂有一定好处。同时，高血压患者还应适量摄取蛋白质，如吃一些蛋清、鱼类、猪瘦肉、牛肉、豆腐、豆浆等食物，但不宜过多，以避免肥胖。另外，还应多吃富含维生素 C 及胡萝卜素的食物如柿子椒、红果、橘柑、红枣、苹果、西红柿、油菜、胡萝卜、柿子、杏仁等。此外，含碘较多的食物如海带、紫菜等，可使血脂及胆固醇降低，也可防治高血压。

粥类药膳 14 道

玉米须粥

药膳配方

粳米 100 克，玉米须 30 克，白糖 10 克，冷水适量。

制作程序

1. 将玉米须用温水略泡，漂洗干净。

2. 粳米淘洗干净，用冷水浸泡半小时，捞出，沥干水分。

3. 取锅放入冷水、玉米须，煮沸后约 10 分钟滤去玉米须，加入粳米，再续煮至粥成，用白糖调味即可。

药膳功效

本方不仅可以降血压，而且也具有止泻、止血、利尿和养胃之功效。

山茱萸肉粥

药膳配方

粳米 100 克，山茱萸肉 25 克，白糖 60 克，冷水适量。

制作程序

1. 将山茱萸肉用冷水浸泡，冲洗干净。

2. 粳米淘洗干净，用冷水浸泡半小时，捞出，沥干水分。

3. 取锅加入冷水、山茱萸肉、粳米，先用旺火煮沸，再改用小火熬煮至粥成，加入白糖调味，即可盛起食用。

药膳功效

补肾肝，涩精气，固虚脱，降血脂，减脂肪。

海带瘦肉粥

药膳配方

粳米 200 克，海带 30 克，猪瘦肉 50 克，胡萝卜 1 根，盐 3 克，胡椒粉 1.5 克，淀粉 5 克，料酒 3 克，味精 2 克，冷水 2000 毫升。

制作程序

1. 海带放冷水中浸泡 2 小时，用自来水冲洗干净，切成小块。

2. 粳米洗净，用冷水浸泡半小时，捞起，沥干水分。

3. 胡萝卜洗净，去皮，切丁。

4. 猪瘦肉洗净，切成片，加入淀粉、料酒、味精腌渍 15 分钟。

5. 锅中加入约 2000 毫升冷水，放入粳米，先用旺火烧沸，下肉片、海带块、胡萝卜丁，再改用小火煮至粳米熟烂，加入盐和胡椒粉拌匀，即可盛起食用。

药膳功效

理气开胃，降血压。

大蒜粥

药膳配方

粳米 100 克，大蒜 50 克，白糖 10 克，冷水 1000 毫升。

制作程序

1. 将大蒜剥去外皮，放入开水中略煮后捞出。

2. 粳米淘洗干净，用冷水浸泡半小时，捞出，沥干水分。

3. 锅中加入约 1000 毫升冷水，将粳米放入，先用旺火烧沸，然后改用小火熬煮，粥将成时加入大蒜，再略煮片刻，加入白糖拌匀即可。

药膳功效

降脂、降压、抗癌、溶栓。

葱白粥

药膳配方

粳米 100 克，连根葱白 10 根，醋 5 克，冷水 1000 毫升。

制作程序

1. 将葱白择去外皮，冲洗干净，切细。

2. 粳米淘洗干净，用冷水浸泡半小时，捞出，沥干水分。

3. 锅中加入约 1000 毫升冷水，将粳米放入，先用旺火烧沸，加入葱白、醋，再改用小火熬煮成粥，即可食用。

药膳功效

降血脂、血糖、血压，还能提高食欲、促进消化、杀菌、消炎。

海带粳米粥

药膳配方

粳米 100 克，海带 60 克，陈皮 1 片，味精 1 克，盐 1.5 克，香油 3 克，冷水 1000 毫升。

制作程序

1. 将海带浸透，洗净，切丝。

2. 粳米淘洗干净，用冷水浸泡半小时，捞出，沥干水分；陈皮浸软，洗净。

3. 锅中加入约 1000 毫升冷水，将海带丝、粳米、陈皮放入，先用旺火烧沸，然后改用小火熬煮成粥。

4. 粥内下入味精、盐，淋上香油，搅拌均匀，再稍焖片刻，即可盛起食用。

药膳功效

软坚化痰，可调节钾钠平衡、降低血脂、软化血管，防治高血压。

葛根粉粥

药膳配方

小米 100 克，葛根粉 50 克，冰糖 20 克，冷水 1000 毫升。

制作程序

1. 将小米淘洗干净，用冷水浸泡半小时，沥干备用。

2. 葛根粉用温水调匀。

3. 取锅加入约 1000 毫升冷水，加入小米，用旺火煮沸后，调入葛根粉，搅拌均匀，再改用小火熬煮成粥，然后用冰糖调味，即可盛起食用。

药膳功效

具有镇痛、降压、降血糖、清除老年斑和汗斑的功能，可使人关节更灵活、肌肉收缩力更强。

白果冬瓜粥

药膳配方

粳米100克，白果仁25克，冬瓜100克，姜末5克，盐3克，胡椒粉1克，高汤200克，冷水适量。

制作程序

1. 粳米淘洗干净，用冷水浸泡半小时，沥干水分，放入锅中，加入冷水煮沸，再改用小火熬煮成稀粥，装碗备用。

2. 白果仁洗净，浸泡回软，焯水烫透，捞出，去心，沥干水分；冬瓜去皮、瓤，切厚片备用。

3. 锅中加入高汤、姜末，用旺火煮沸，下入稀粥、白果及盐、胡椒粉，再沸后下入冬瓜片，搅拌均匀，煮5分钟，即可盛起食用。

药膳功效

降血压，降胆固醇。

荷叶粳米粥

药膳配方

粳米100克，鲜荷叶1张，冰糖20克，白矾2克，冷水适量。

制作程序

1. 粳米淘洗干净，用冷水浸泡半小时，捞出，沥干水分；荷叶洗净，撕为两半；白矾加少许水溶化。

2. 锅内放入粳米和冷水，先用旺火烧沸，然后用小火熬煮20分钟左右。

3. 见米粒涨起快熟时，将半张荷叶洒上白矾水（起保护绿色作用），浸入粥内，另外半张荷叶盖在粥上，继续用小火熬煮15分钟，去掉荷叶，加冰糖调好味，即可盛起食用。

药膳功效

降压，降脂，减肥，明目，抗衰老。

黑木耳粥

药膳配方

粳米100克，黑木耳30克，白糖20克，冷水1000毫升。

制作程序

1. 粳米淘洗干净，用冷水浸泡半小时，捞出，沥干水分。

2. 黑木耳用开水泡软，洗净、去蒂，把大朵的木耳撕成小块。

3. 锅中加入约 1000 毫升冷水，倒入粳米，用旺火烧沸后，改小火熬煮约 45 分钟，等米粒涨开以后，下黑木耳拌匀，以小火继续熬煮约 10 分钟，见粳米软烂时调入白糖，即可盛起食用。

药膳功效

抗血小板凝结，有降低血脂和防止胆固醇沉积的作用。

决明子粥

药膳配方

粳米 100 克，决明子 20 克，冰糖 10 克，冷水适量。

制作程序

1. 粳米淘洗干净，用冷水浸泡半小时，捞出，沥干水分。

2. 将决明子炒至微有香气，再捣碎研末；冰糖打碎。

3. 取锅加入冷水、粳米，旺火煮沸后，加入决明子末，再改用小火续煮至粥成，最后加入冰糖调匀，待沸即可。

药膳功效

具有降压、抗菌、通便和降低胆固醇的作用。

芝麻桃仁粥

药膳配方

粳米 100 克，黑芝麻 10 克，核桃仁 8 克，冰糖 15 克，冷水 1000 毫升。

制作程序

1. 粳米淘洗干净，用冷水浸泡半小时，捞起，沥干水分。

2. 黑芝麻放入炒锅，用小火炒香。

3. 核桃仁洗净，去杂质。

4. 粳米放入锅内，加入约 1000 毫升冷水，置旺火上烧沸，再用小火熬煮至八成熟时，放入核桃仁、黑芝麻、冰糖，搅拌均匀，继续煮至粳米烂熟即成。

药膳功效

本方可健脾开胃、补血活血、养心安神、调和血脉、防血压过高和动脉硬化。

南瓜粥

药膳配方

粳米、糯米各 50 克，南瓜 1 个，桂圆肉、红枣、绿豆、鲜莲子各 20 克，白糖 10 克，盐 2 克，冷水适量。

制作程序

1. 绿豆淘洗干净，用冷水浸泡 3 小时，捞出，沥干水分；鲜莲子洗净，用冷水浸泡回软；百合洗净，撕成瓣状；红枣洗净，去皮、核；桂圆肉洗净。

2. 将以上各材料一起放入锅中,加水煮半小时,取出备用。

3. 糯米、粳米洗净,泡好,依次放入锅中,用旺火煮开,再用小火煮45分钟,放入上述材料略煮一下,然后放入白糖和盐调味。

4. 南瓜洗净,去蒂,挖去子瓤,放入蒸锅中,旺火蒸约20分钟,待瓜肉熟后把以上各料放入瓜盅内,再蒸约10分钟即可。

药膳功效

利尿泄热,降压消炎,防止体内脂肪堆积。既适用于肥胖症、高血压,也适用于慢性肾炎、糖尿病等症。

发菜瘦肉粥

药膳配方

粳米100克,发菜25克,猪肉末50克,沙拉油3克,料酒6克,香油3克,盐1.5克,冷水1000毫升。

制作程序

1. 将发菜用冷水泡软,择去杂物,洗净切细。

2. 粳米洗净,用冷水浸泡半小时,捞出,沥干水分。

3. 猪肉末加入沙拉油、料酒、香油,入锅煸炒至熟,备用。

4. 锅内加入约1000毫升冷水,放入粳米,用旺火煮至米粒开花,加入发菜、猪肉末、盐,改用小火熬煮成粥,即可盛起食用。

药膳功效

本方具有补身益气,治疗高血压病等功效。

汤类药膳 28 道

绿豆冬瓜汤

药膳配方

冬瓜200克,绿豆100克,高汤500克,葱、姜、盐各适量。

制作程序

1. 炒锅置旺火上倒入高汤,烧沸后去浮沫;姜洗净拍破,放入锅中;葱去根洗净,打成结放入锅中;绿豆淘洗干净,去掉浮于水面的豆皮,放入汤锅中炖熟。

2. 将冬瓜去皮、去瓤,洗净后切块投入汤锅中,烧至熟而不烂时加入盐,即可食用。

药膳功效

健胃,降血压。

夏枯草黑豆汤

药膳配方

夏枯草 30 克，黑豆 50 克，白糖 10 克，冷水适量。

制作程序

1. 夏枯草洗净滤干，黑豆浸片刻，同放入一锅内，加水以文火煮 1 小时。

2. 捞去夏枯草后加白糖，续煮至汤浓豆酥即成。

药膳功效

滋阴补肾，清肝降火。可治疗阴虚阳盛引起的冠心病。早期高血压或头目眩晕者服用此汤亦有益。

豌豆鱼头汤

药膳配方

豌豆、蘑菇、香菜各 50 克，鱼头 1 个，鱼骨头 100 克，料酒、盐、鸡精、生姜水、葱各适量，冷水适量。

制作程序

1. 将鱼头、鱼骨洗净备用；香菜、葱洗净切成末。

2. 锅上火放油，油热后放入葱末、鱼头、鱼骨头翻炒，再加入料酒、冷水、生姜水、盐，待锅开后倒入豌豆、蘑菇、鸡精，小火煮至豆软，撒香菜末，即可出锅。

药膳功效

降血压，可保护血管的正常生理功能。

海带冬瓜薏仁汤

药膳配方

海带 20 克，冬瓜 200 克，薏仁、蜂蜜各 30 克，冷水适量。

制作程序

1. 将海带入水浸泡后洗净，切细条；将冬瓜洗净，切小块。

2. 将薏仁淘净入锅内，加入适量水，煮至将熟。

3. 投入洗净、切成小块的冬瓜及海带条，改文火煨熟。

4. 冷却后加入蜂蜜调匀即可。

药膳功效

软坚化痰，可调节钾钠平衡、降低血脂、软化血管，防治高血压。

荷叶冬瓜汤

药膳配方

荷叶 1 片，冬瓜 500 克，姜末、盐各少许，冷水适量。

制作程序

1. 将荷叶洗净切碎,装在纱布袋内,扎口。

2. 将冬瓜去表层薄皮,洗净切小块,放入砂锅内加水煮沸。

3. 放入纱布袋续煮至冬瓜熟软,取出纱布袋。

4. 加入姜末、盐,煮沸即成。

药膳功效

清热开胃,止血固精,清热化浊,利湿降压,最宜调治痰浊内蕴所致的高血压者服用。

芦笋荸荠藕粉汤

药膳配方

芦笋、荸荠各100克,藕粉50克,冷水适量。

制作程序

1. 将芦笋洗净,切成细粒;荸荠洗净,去皮、切碎;藕粉加适量冷水调匀。

2. 将芦笋、荸荠一同入锅,加适量水煮至沸滚。

3. 片刻后改文火,调入湿藕粉,搅拌即成。

药膳功效

健脾益气,滋阴润燥,平肝降压,宜调治痰浊内蕴型高血压、心烦失眠、全身乏力等症。

芹菜红枣汤

药膳配方

芹菜200克,红枣50克,冷水适量。

制作程序

1. 将芹菜洗净,切碎;红枣洗净。

2. 将切碎的芹菜和红枣一起放入砂锅,加水4碗,煮至2碗即成。

药膳功效

清心火,利小便,清肝火,降血压。本方可调治肝阳上亢、头晕胀痛、急躁易怒、耳鸣如潮、失眠多梦、口苦口干、尿黄便秘等症。

竹荪冬菇萝卜汤

药膳配方

竹荪75克,冬菇4个,青萝卜300克,胡萝卜300克,猪瘦肉150克,姜2片,盐适量,冷水适量。

制作程序

1. 竹荪用水浸软,洗干净后切段;冬菇浸软,洗干净去蒂;青萝卜、胡萝卜去皮，洗干净后切块；猪瘦肉洗干净，氽烫后再冲洗干净。

2. 煲滚适量水，下竹荪、冬菇、青萝卜、胡萝卜、猪瘦肉、姜片，滚后用文火煲 2 小时，下盐调味即成。

药膳功效

预防高血压和高胆固醇。

玉米牛尾汤

药膳配方

玉米 2 个，牛尾 1 条，蜜枣 15 颗，生姜 2 片，盐少许，冷水适量。

制作程序

1. 玉米去外衣，用冷水洗干净，每个切开三段；蜜枣洗净。

2. 牛尾斩件，用冷水洗干净。以生姜煲水，将牛尾放入沸水中煮 5 分钟，捞起，沥干水分。

3. 蜜枣及玉米放入煲中，加入适量冷水，武火煲开，转用文火煲 30 分钟，再加入牛尾用中火煲 120 分钟，以少许细盐调味，即可饮用。

药膳功效

本方补虚益气、减肥降压，可防治动脉硬化、冠心病、心肌梗死及血液循环等疾病。

双花鲫鱼汤

药膳配方

鲫鱼 250 克，槐花 20 克，菊花 10 克，姜末、盐少许，冷水适量。

制作程序

1. 将鲫鱼刮鳞去内脏，洗净放入锅内，加水，以武火煮沸。

2. 加入姜末，改文火煨片刻，投入槐花、菊花，续煨 10 分钟，加盐，煮沸即成。

药膳功效

本方补虚益气、减肥降压，可防治动脉硬化、冠心病、心肌梗死及血液循环等疾病。

猪肋骨豆腐汤

药膳配方

带肉的猪肋骨（或排骨）250 克，老豆腐 50 克，天门冬 15 克，葱、盐、胡椒粉少许，冷水适量。

制作程序

1. 将天门冬切成薄片。

2. 将带肉的猪肋骨冲洗干净，并去掉凝结的油脂块，豆腐切块。

3. 以汤锅烧煮开水，沸腾后加入天门冬、猪肋骨。水再度滚沸后，调文火煲煮约1小时。可先将天门冬的残渣捞除，查看猪肋外肉是否已熟软，待熟软再加入豆腐块、盐，继续炖煮30分钟添加葱花和胡椒粉即可。

药膳功效

本方去脂降压、减胆固醇。

莼菜冰糖汤

药膳配方

莼菜50克，冰糖适量，开水适量。

制作程序

莼菜洗净切段，入开水煮熟，加冰糖续煮沸即可。

药膳功效

清热利尿，平肝降压，消炎解毒，润肺止咳。可治各型高血压及肺虚咳嗽。

苦瓜豆腐汤

药膳配方

鲜苦瓜、嫩豆腐各200克，植物油、香油、盐各少许，冷水适量。

制作程序

1. 苦瓜洗净，去瓤子切薄片；豆腐以清水漂净，划成小块。

2. 将豆腐入植物油锅稍煸，加适量水，倒入瓜片煮熟，加香油、盐即成。

药膳功效

清热除烦，补钙降压，降血糖。此汤不仅治各型高血压，还用于风热赤眼、小便短赤等症的治疗。

莼菜冬笋香菇汤

药膳配方

莼菜200克，冬笋、香菇各20克，淀粉、香油、盐各少许，冷水适量。

制作程序

1. 莼菜洗净切碎；冬笋去衣洗净切丝；香菇浸后洗净切丝。

2. 共入一锅加适量水，用武火煮至沸滚，调入盐、香油即成。

药膳功效

清热利尿，消肿降压。防治动脉血管硬化及高血压。

西芹茄子猪瘦肉汤

药膳配方

西芹100克，茄子200克，猪瘦肉100克，红枣4颗，姜1片，盐适量，冷水适量。

制作程序

1. 将西芹洗干净，切段；茄子洗干净，切块；红枣去核，洗干净；猪瘦肉洗干净，切片。

2. 把适量水放入瓦煲内煲滚，下西芹、茄子、红枣、猪瘦肉片、姜片，煲至滚，改中火煮沸约 1 小时，下盐调味即成。

药膳功效

预防高血压。

荠菜蛋花汤

药膳配方

鲜荠菜 200 克，鸡蛋 1 只，香油、盐各少许，冷水适量。

制作程序

1. 将荠菜拣净，清洗切段；鸡蛋打入碗中，搅成糊状。

2. 锅内放入冷水煮沸，投入荠菜、蛋糊，改文火煮沸，调入香油、盐即成。

药膳功效

健脾利尿，清肝降压。适用于肝火上升所致高血压、前列腺炎、尿路感染、乳糜尿等症。

山药豆苗羊肉汤

药膳配方

羊肉 125 克，山药 200 克，豌豆苗适量，老姜 2 片，葱花、盐、料酒各少许，冷水适量。

制作程序

1. 将羊肉冲洗干净后，切成易入口的块状。

2. 山药切成块；豌豆苗洗净，掐成段状备用。

3. 以汤锅烧开水，煮沸后放进羊肉块、山药和老姜片，待汤再次滚沸，将炉火调成文火炖煮。

4. 羊肉熟软后，在汤里加进豌豆苗和适量盐、料酒，再煮沸 5 分钟，撒上葱花即可。

药膳功效

降血压。

西红柿芹菜汤

药膳配方

西红柿、芹菜各 300 克。

制作程序

1. 将西红柿洗净，去皮捣烂绞汁；芹菜连根带叶洗净，切碎捣烂绞汁。

2. 将两汁混合，放入砂锅内，以文火煮至汤滚，冷却即可。

药膳功效

清热利湿，平肝降压。可软化血管、减轻外周血管阻力，治疗高血压。

鸡冠花蛋汤

药膳配方

鸡冠花 20 克，鸡蛋 1 只，盐少许，冷水适量。

制作程序

1. 将鸡冠花洗净，切碎，放入锅内加水煮沸。
2. 将鸡蛋破壳置碗内打散，倒入锅内煮熟，以盐调味即可。

药膳功效

降血压，防治血管疾病、冠心病。

菠菜鱼片汤

药膳配方

鲤鱼肉 250 克，火腿片 25 克，菠菜 100 克，沙拉油 100 克，味精、盐、料酒、葱段、姜片各适量，冷水 1500 毫升。

制作程序

1. 将鲤鱼肉切成片，用盐、料酒拌匀，腌半个小时；火腿片切末、菠菜洗净切成段。
2. 将锅置于旺火上，放入沙拉油烧热，放入葱段、姜片爆香，再放入鱼片略煎，然后加水煮沸，改用小火焖煮半小时，再加入菠菜段，加入盐、味精、料酒调味，撒上火腿末，煮沸后，盛入汤盆中即可。

药膳功效

清热，润肠，降血压。

鲩鱼冬瓜汤

药膳配方

冬瓜 750 克，鲩鱼尾、猪骨各 250 克，生姜数片，植物油 70 克，盐、酱油各适量，冷水 1500 毫升。

制作程序

1. 冬瓜去皮，洗净，切粗块。
2. 鲩鱼尾去鳞，洗净原件先放入锅内，油盐煎至微黄铲起，转入瓦煲加水 1500 毫升，加入其余各料，煲 3 小时即可。

药膳功效

平肝风，祛脏风，治虚劳及风湿头痛，对头痛、眼花、高血压有疗效。

苦瓜菊花汤

药膳配方

苦瓜 250 克，白菊花 10 克，冷水适量。

制作程序

1. 苦瓜洗净，去瓤、子，切薄片。

2. 白菊花洗净，放入锅内，加水后倒入苦瓜片，煮片刻即可。

药膳功效

清热解毒，平肝降压。尤能治肝火上炎或肝阳上亢引起的高血压以及血压升高所致的头晕心慌。

山楂橘皮甜汤

药膳配方

山楂 50 克，鲜橘皮 30 克，白糖、红糖各 10 克，桂花 2 克，冷水适量。

制作程序

1. 鲜橘皮洗净，切成小丁；山楂洗净，切薄片。

2. 将洗净的桂花、橘皮、山楂一同入砂锅，加水以武火煮沸，改小火煮片刻，调入白糖、红糖，即成。

药膳功效

活血化瘀，祛湿降压。

银芽白菜汤

药膳配方

小白菜 50 克，黄豆芽 50 克，姜丝少许，盐 2 克，味精 1 克，高汤 600 毫升，植物油 15 克，香油 3 克。

制作程序

1. 小白菜洗净切段，备用。

2. 锅中倒入植物油，烧至五成热时用姜丝炝锅，倒入高汤，加入豆芽与调料同煮，汤开后，打去浮沫，放入小白菜段，再煮 2 分钟，淋香油即可。

药膳功效

健脾益胃，可预防高血压和高胆固醇。

冬瓜玉米汤

药膳配方

胡萝卜 375 克，冬瓜 600 克，玉米 2 个，冬菇（水发）5 个，猪瘦肉 150 克，姜 2 片，盐适量，冷水适量。

制作程序

1. 胡萝卜去皮，洗净，切块；冬瓜洗净，切厚块；玉米洗净，切块；冬菇浸软后去蒂，洗净。

2. 猪瘦肉洗净，汆烫后再洗干净。

3. 煲滚适量水，下胡萝卜、冬瓜、玉米、冬菇、猪瘦肉、姜片，煲滚后以文火煲 2 小时，下盐调味即成。

药膳功效

降血压，降胆固醇。

海蜇荸荠汤

药膳配方

海蜇皮 30 克，荸荠 100 克，冷水适量。

制作程序

荸荠去皮，切片，与海蜇皮共放锅内，加水煮沸即可。

药膳功效

适宜于阴虚阳亢型高血压患者。

山楂桃仁橘皮汤

药膳配方

山楂 20 克，桃仁 5 克，橘皮 3 克，冷水适量。

制作程序

1. 将山楂、桃仁、橘皮分别洗净。

2. 各味同入砂锅内，加适量水，以文火煎 30 分钟，取汤液即成。

药膳功效

活血化瘀，行气止痛，主治气滞血瘀型冠心病，也适用于高脂血症高血压，以及瘀血肿痛等症。

萝卜紫菜汤

药膳配方

白萝卜 250 克，紫菜 15 克，橘皮 2 片，盐少许，冷水适量。

制作程序

1. 将萝卜洗净，切丝，紫菜、橘皮分别洗净，剪碎。

2. 一同放入锅内，加水以文火煮至萝卜熟，加盐调味即可。

药膳功效

化痰泄浊，和血养心，主治痰瘀所致冠心病、高血压，亦适用于咳嗽痰稠、胸膈满闷等症。

羹类药膳 2 道

绿豆银耳杂果羹

药膳配方

绿豆 100 克，山楂、莲子、葡萄干各 20 克，银耳 15 克，酸奶 250 克，冰糖 30 克，冷水适量。

制作程序

1. 绿豆洗净，用温水浸泡 2 小时，捞出，沥干水分。

2. 银耳用温水泡发，去蒂，撕成片状；莲子去心，浸泡备用；山楂、葡萄干洗净。

3. 绿豆放入锅中，加入适量冷水烧沸，煮约 10 分钟后，将漂浮在水面的绿豆皮捞出，倒入银耳、山楂、莲子，用小火焖 1 小时左右，放入冰糖和葡萄干，搅拌均匀。

4. 将绿豆羹倒入碗内，放入冰箱，冷却后倒入酸奶即可。

药膳功效

滋阴补肾，清肝降火，降压。

银耳山药羹

药膳配方

山药 150 克，银耳 50 克，白糖 20 克，太白粉 10 克，冷水适量。

制作程序

1. 山药去皮，洗净，切小丁；银耳洗净，用温水泡软，去硬蒂，切细末备用。

2. 山药丁、银耳末放入锅中，加入适量冷水，先用旺火煮开，然后改用小火熬煮约 15 分钟至熟透。

3. 锅内加入白糖调好味，然后将太白粉用适量冷水调匀，缓缓倒入锅中勾薄芡，即可盛起食用。

药膳功效

清热开胃，利湿降压，用于防治高血压。

汁类药膳 8 道

双萝芹菜汁

药膳配方

胡萝卜 2 根，白萝卜 1 根，芹菜 2 根，柠檬半个，蜂蜜 20 克，凉开水 80 毫升。

制作程序

1. 将胡萝卜、白萝卜洗净，切成小块；芹菜洗净后切段；柠檬去皮，果肉切块。

2. 上述蔬果和凉开水放入榨汁机中，榨取汁液。

3. 将蔬果汁倒入杯中，加入蜂蜜拌匀，直接饮用即可。

药膳功效

清心火，利小便，清肝火，降血压。

山楂麦芽饮

药膳配方

山楂 25 克，麦芽 20 克，白糖 5 克，冷水 200 克。

制作程序

1. 把山楂洗净，去核，切片；麦芽洗净。

2. 把山楂、麦芽放入炖锅内，加入冷水，先置旺火上烧沸，再用小火煎煮 20 分钟。

3. 将煎煮好的汁液去渣，倒入杯中，加入白糖拌匀即成。

药膳功效

本方能消滞健脾、强化心脉、降压强心、降胆固醇。

菠菜金针菇汁

药膳配方

菠菜 4 棵，金针菇 80 克，葱白 5 根，蜂蜜 15 克，凉开水适量。

制作程序

1. 将菠菜、葱白择洗干净，切段备用。

2. 金针菇掰开，清洗干净。

3. 将上述材料放入榨汁机中，加入凉开水，搅打成汁后倒入杯中，加入蜂蜜调匀即可。

药膳功效

益智健脑，降低血压。

紫苏西芹汁

药膳配方

西芹 3 根，柠檬半个，紫苏叶 5 片，冰块 4 块。

制作程序

1. 西芹洗净后，切成小段；紫苏叶洗净，切碎；柠檬去皮，果肉切块备用。

2. 将西芹段、紫苏叶、柠檬块放入榨汁机，搅打均匀后倒入杯子，加入冰块搅匀，直接饮用即可。

药膳功效

预防高血压。

海带荸荠饮

药膳配方

海带 25 克，荸荠 150 克，北沙参 3 克，冰糖 15 克，冷水适量。

制作程序

1. 海带用冷水反复漂洗干净，用温水浸泡 4 小时，切成块，装入炖锅中。

2. 荸荠洗净，去皮，切成小丁；北沙参润透，切薄片。

3. 炖锅中注入冷水，置旺火上烧沸，投入荸荠、北沙参，以小火炖 1 小时左右。

4. 滤取煎煮好的液汁，倒入杯中，下入冰糖调匀，即可饮用。

药膳功效

明目，降压，降低胆固醇和血脂。适用于目赤肿痛、血管硬化、高脂血、肥胖等症。

菊楂决明饮

药膳配方

菊花 3 克，山楂 15 克，草决明 15 克，冷水适量，凉开水 250 克。

制作程序

1. 菊花用冷水漂洗干净；山楂洗净，去核，切片；草决明打碎备用。

2. 把菊花、山楂、草决明放入炖锅内，加入凉开水，置旺火上烧沸，然后用小火煎 10 分钟。

3. 待汁液稍稍冷却后，直接饮用即可。

药膳功效

清热明目，健脾开胃，活血化瘀，祛湿降压。

胡萝卜香蕉汁

药膳配方

胡萝卜 1 根，香蕉 1 只，无糖酸奶 300 克，冰块 2 块。

制作程序

1. 胡萝卜洗净，切条状，放到榨汁机中，榨汁。

2. 香蕉去皮，切小块。

3. 榨汁机中放入冰块打碎，再放入香蕉块、无糖酸奶及胡萝卜汁，搅打均匀，倒入杯中即可。

药膳功效

促进食欲，润肠通便，降压安神。

胡萝卜山楂汁

药膳配方

新鲜山楂 10 颗，胡萝卜半根，白糖 10 克，冷水适量。

制作程序

1. 山楂洗净，去核，每颗切成四瓣；胡萝卜洗净，切碎。

2. 山楂、胡萝卜放入炖锅内，加入适量冷水煮沸，再用小火煮 15 分钟，用干净纱布过滤。

3. 将滤过的胡萝卜山楂汁倒入杯中，加入白糖调匀，即可直接饮用。

药膳功效

活血化瘀，行气止痛，健脾开胃，降压降脂，减肥健体。

茶类药膳 9 道

西红柿绿茶

药膳配方

绿茶 1~1.5 克，西红柿 50~100 克，冷水适量。

制作程序

西红柿洗净，切片，加水煮沸，3 分钟后加入绿茶，搅匀服汁。

服食方法

每日 1 剂，分 2 次服饮。

药膳功效

本方具有降低血压和胆固醇的作用，可用于治疗高血压。

杜仲茶

药膳配方

杜仲叶、绿茶各 6 克，沸水适量。

制作程序

混合后用沸水冲泡 5 分钟即成。

服食方法

每日 1 剂。

药膳功效

本方具有降低血压和胆固醇的作用，可用于治疗高血压。

玉米须茶

药膳配方

玉米须 30 克，茶叶 5 克，沸水适量。

制作程序

混合后用沸水冲泡 5 分钟即成。

服食方法

每日 1 剂，多次服饮。

药膳功效

本方用于治疗高血压。

莲心茶

药膳配方

莲心 3 克，绿茶 1 克，沸水适量。

制作程序

混合后用沸水冲泡 5 分钟即成。

服食方法

每日 1 剂，多次服饮。

药膳功效

本方具有清热安神的作用，可用于治疗高血压。

山楂降脂茶

药膳配方

山楂 30 克，益母草 10 克，茶叶 5 克，沸水适量。

制作程序

将所有茶材放入壶中，注入滚沸的开水，冲泡成茶饮，可回冲数次至味道渐淡。

药膳功效

本方具有降压降脂的作用。

降压茶

药膳配方

罗布麻叶 6 克，山楂 13 克，五味子 3 克，冰糖适量，沸水适量。

制作程序

将罗布麻叶、山楂、五味子、冰糖（肥胖病人可不放糖）放入壶中，用沸水冲泡，代茶饮用。

药膳功效

本方用于治疗高血压。

红茶菌

药膳配方

红茶菌 150 毫升。

服食方法

每日 3 次。

药膳功效

本方用于治疗高血压。

菊槐茶

药膳配方

菊花、槐花、绿茶各 3 克，沸水适量。

制作程序

混合后用沸水冲泡 5 分钟即成。

服食方法

每日 1 剂，多次服饮。

药膳功效

本方具有降低血压和胆固醇的作用，可用于治疗高血压。

红花绿茶

药膳配方

绿茶、红花各 5 克，沸水适量。

服食方法

以沸水冲泡，代茶频频服饮之。每日 1 剂，一般可冲泡 3 ~ 5 次。

药膳功效

本方用于治疗高血压。

蜂产品药膳 10 道

蜂王浆花粉蜜酒

药膳配方

鲜蜂王浆 200 克，白酒 50 毫升，蜂蜜 2000 克，蜂花粉 500 克。

制作程序

将蜂王浆放入小盆内，倒入白酒，用筷子将蜂王浆朵块打开，再加入蜂蜜调匀。

服食方法

日服 2 次，每次 25 克，早晚空腹服用，同时以温开水送服蜂花粉 5 克。

药膳功效

本方具有降低血压和胆固醇的作用，可用于治疗高血压。

蜂浆粉降压饮

药膳配方

蜂王浆、蜂花粉各适量。

制作程序

将蜂王浆装入广口瓶中，放入冰箱的保鲜层中待用。

服食方法

每日早饭前服蜂王浆、蜂花粉各 5 克，连服数日（单方用蜂王浆早晚空腹含服 15 克，单方用蜂花粉早饭后服 10 克亦可）。

药膳功效

本方具有降低血压和胆固醇的作用，可用于治疗高血压。

刺槐花粉降压单方

药膳配方

刺槐花粉。

制作程序

购买成品刺槐花粉即可。

服食方法

每日口服蜂花粉 2 次，每次 10 克，温开水送服。

药膳功效

本方具有降低血压和胆固醇的作用，可用于治疗高血压。

蜂浆蜜降压饮

药膳配方

蜂蜜 50 克，蜂王浆 3 克。

制作程序

购买成品蜂蜜、蜂王浆即可。

服食方法

每日早空腹服用。

药膳功效

本方可降压、降脂。

冬青子蜜膏

药膳配方

蜂蜜 250 克，冬青子 1500 克，冷水适量。

制作程序

将冬青子加水煎熬 2 次，合并煎液，继续煎煮浓缩成稠膏，加入蜂蜜，混匀，贮瓶备用。

服食方法

每日 3 次空腹服用，每次 15 克左右，1 个月为 1 个疗程。

药膳功效

本方可降压、降脂。

蜜制山楂糕

药膳配方

蜂蜜 50 克，白糖 100 克，山楂糕 300 克，淀粉、精白面粉各 50 克，植物油 500 克，冷水适量。

制作程序

1. 先将淀粉、面粉调成糊，山楂糕切成手指粗条放入糊中调匀，将其逐个下入烧至五六成热的植物油中，炸至呈金黄色时捞出。

2. 再另取一锅加少许水，入蜂蜜、白糖，以文火熬，至水尽将成丝时把山楂糕条倒入，翻炒匀，待冷装瓶。

服食方法

每日服 2~3 次，连服数日。

药膳功效

本方可降压、降脂。

蜂蜜醋

药膳配方

蜂蜜 25 克，米醋 20 克。

制作程序

将蜂蜜和米醋混合后。

服食方法

每天早晚各 1 次，用温开水冲服。

药膳功效

本方可降压、降脂。

山楂桃仁蜜露

药膳配方

山楂 500 克，桃仁 100 克，蜂蜜 250 克，冷水适量。

制作程序

1. 将山楂和桃仁先用清水浸泡 1 小时，再用文火慢煎半小时到 1 小时，取滤液后再加水复煮一次。

2. 两次滤液合并，再加入蜂蜜，隔水蒸 1 小时，冷却，装瓶。

服食方法

日服 1 剂。

药膳功效

本方可降压、降脂。

首乌丹参蜂蜜饮

药膳配方

制首乌、丹参、蜂蜜各 15 克，冷水适量。

制作程序

制首乌、丹参水煎，去渣取汁，调入蜂蜜。

服食方法

每日 1 剂。

药膳功效

本方可降低血压、补脑强身。

西红柿蜜汁

药膳配方

新鲜成熟西红柿 1 个，蜂蜜 20 克。

制作程序

先将西红柿切片，加入蜂蜜，腌 1～2 小时即成。

服食方法

饭后当水果食用。

药膳功效

本方养心安神、降低血压。

第十二章

降低血糖的药膳

糖尿病是一组病因和发病机理尚未完全阐明的内分泌代谢性疾病，以高血糖为其主要标志，中老年为高发群体。现在医学界大多认为，糖尿病是人体内胰岛素分泌绝对或相对不足以及靶细胞对胰岛素敏感性降低，引起糖、蛋白质、脂肪和继发的水、电解质代谢紊乱而造成的。其病症为口渴、多尿、多饮、多食、疲乏、消瘦等。

对糖尿病人来说，饮食治疗至关重要。它是一切其他疗法的基础。轻症病人单用饮食治疗，病情即可得到控制。重症病人采用药物治疗时，也必须配合饮食治疗。饮食治疗的目的主要是通过饮食控制，促使尿糖消失或减少、降低血糖，以纠正代谢紊乱、防止并发症、同时供给病人足够的营养。

糖尿病人应严格限制所吃主食量，一般认为，休息者每日主食应为 200 ~ 250 克；轻体力劳动者 250 ~ 300 克；中等体力劳动者 300 ~ 400 克；重体力劳动者才可在 400 克以上。

糖尿病人的常用食物有如下几类。瘦肉类：猪、牛、羊、鸡的瘦肉部分、鱼、虾、团鱼、海参、兔肉等。豆制品：黄豆、豆腐、油豆腐等。蔬菜类：油菜、白菜、菠菜、莴笋、芹菜、韭黄、蒜苗、南瓜、西葫芦、冬瓜、黄瓜等，可代替主食食用。烹调油：豆油、花生油、香油、玉米油、葵花子油等。粮食类：大米、白面、小米、玉米等。

粥类药膳 10 道

菊芋粥

药膳配方

粳米 100 克，菊芋（洋姜）100 克，盐 1.5 克，冷水 1000 毫升。

制作程序

1. 将菊芋冲洗干净，切成细丁。

2. 粳米洗净，用冷水浸泡发好，捞出，沥干水分。

3. 锅中加入约 1000 毫升冷水，放入粳米，用旺火煮沸后，加入菊芋丁，再改用小火续煮至粥成，用盐调味后食用。

药膳功效

利水，消肿，降低血糖。

陈皮蚌肉粥

药膳配方

粳米 100 克，蚌肉 50 克，皮蛋 1 个，陈皮 6 克，姜末、葱末各 3 克，盐 2 克，冷水 1000 毫升。

制作程序

1. 把陈皮烘干，研成细粉。

2. 蚌肉洗净，剁成颗粒；皮蛋去皮，也剁成颗粒。

3. 粳米淘洗干净，用冷水浸泡半小时，捞起。

4. 锅中加入约 1000 毫升冷水，将粳米放入，用旺火烧沸加入皮蛋粒、蚌肉粒，再用小火慢慢熬煮。

5. 待粳米软烂时，加入姜末、葱末、盐调好味，再稍焖片刻，即可盛起食用。

药膳功效

补中益肾，祛湿消渴，平肝清热，利尿祛湿。对糖尿病有较好的治疗功效。

槐花粥

药膳配方

粳米 100 克，干品槐花 30 克，盐 1 克，冷水适量。

制作程序

1. 将槐花干炒或焙干后研末。

2. 粳米淘洗干净，用冷水浸泡半小时，捞出，沥干水分。

3. 取锅放入冷水、粳米，先用旺火煮沸，再改用小火煮，至粥将成时加入槐花末，待沸，用盐调味，即可盛起食用。

药膳功效

补中益气，消炎止痛，降低血糖和血压，清热解毒，防治糖尿病。

豌豆绿豆粥

药膳配方

粳米 100 克，豌豆粒、绿豆各 50 克，白糖 20 克，冷水 1500 毫升。

制作程序

1. 绿豆、粳米淘洗干净，分别用冷水浸泡发胀，捞出，沥干水分。

2. 豌豆粒洗净，焯水烫透备用。

3. 锅中加入约 1500 毫升冷水，先将绿豆放入，用旺火煮沸后，加入豌豆和粳米，改用小火慢煮。

4. 待粥将成时下入白糖，搅拌均匀，再稍焖片刻，即可盛起食用。

药膳功效

清肝明目，降低血压。可治疗高血压、高脂血症等。

天花粉粥

药膳配方

粳米 100 克，天花粉 30 克，冷水适量。

制作程序

1. 粳米淘洗干净，用冷水浸泡半小时，捞出，沥干水分。

2. 将天花粉用温水略泡，洗净。

3. 取锅放入冷水、天花粉，煮沸约 15 分钟，滤去药渣，加入粳米，先用旺火煮开后改小火，续煮至粥成，即可盛起食用。

药膳功效

本方具有降血糖、降血脂、增强人体免疫力的作用，对糖尿病患者的口渴喜饮、内热烦闷、腰膝酸软、乏力盗汗等症状有明显的疗效。

注意事项

孕妇禁用。

生地黄粥

药膳配方

粳米 100 克，生地黄 30 克，冷水适量。

制作程序

1. 粳米淘洗干净，用冷水浸泡半小时，捞出。

2. 将生地黄用温水浸泡，漂洗干净。

3. 取砂锅放入冷水、生地黄，煮沸约 15 分钟，滤去药渣，加入粳米，用旺火煮开后改小火，续煮至粥成，即可盛起食用。

药膳功效

补益元气，摄血升阳，降低血糖，对治疗阴阳两虚型糖尿病有良好效果。

山药南瓜粥

药膳配方

粳米 50 克，山药、南瓜各 30 克，盐 1.5 克，冷水 600 毫升。

制作程序

1. 粳米淘洗干净，用冷水浸泡半小时，捞出沥干水分。

2. 山药去皮洗净，切成小片；南瓜洗净，切成小丁。

3. 锅内注入 600 毫升冷水，将粳米下锅，用旺火煮沸后放入山药、南瓜，然后改小火继续熬煮，待米烂粥稠时下盐调味即可。

药膳功效

清热解毒，补虚止渴，养肾益肝，降低血糖，最适用于肾阴亏虚型的糖尿病。

桃花粥

药膳配方

粳米 100 克，桃花 5 朵，蜂蜜 20 克，冷水 1000 毫升。

制作程序

1. 桃花择洗干净，晾干研末。

2. 粳米洗净，用冷水浸泡半小时，捞出，沥干水分。

3. 锅中加入约 1000 毫升冷水，将粳米放入，先用旺火烧沸，搅拌几下，改用小火熬煮成粥，然后加入桃花末、蜂蜜，略煮片刻，即可盛起食用。

药膳功效

健胃，助消化，降血糖，预防胆结石。

萝卜汁粥

药膳配方

粳米 100 克，白萝卜 150 克，花生油 10 克，盐 1 克，冷水适量。

制作程序

1. 粳米淘洗干净，用冷水浸泡半小时，捞出，沥干水分。

2. 白萝卜洗净，去皮，切成长方形厚片，下入沸水锅中煮熟，绞取汁液备用。

3. 将粳米放入萝卜汁中，加入适量冷水，先用旺火烧沸，再改用小火熬煮成粥，加花生油、盐调好味，再焖 5 分钟，即可盛起食用。

药膳功效

清热生津，止咳化痰。血糖偏高兼咳嗽痰多者尤为适宜。

山药萝卜粥

药膳配方

粳米 50 克，白萝卜 100 克，山药 20 克，盐 1.5 克，味精 1 克，冷水 1000 毫升。

制作程序

1. 白萝卜洗净，切成小块。

2. 山药洗净，去皮，切片备用。

3. 粳米淘洗干净，用冷水浸泡半小时，捞出，沥干水分。

4. 锅内加入约 1000 毫升冷水，放入粳米，置旺火上烧沸，再放入山药片和萝卜块，改用小火熬煮 45 分钟，加入盐和味精，搅拌均匀，即可盛起食用。

药膳功效

理气减肥，降压降血糖。

汤类药膳 12 道

红薯叶赤豆玉米汤

药膳配方

带梗鲜红薯叶 100 克，赤豆、玉米各 50 克，盐少许，冷水适量。

制作程序

1. 将红薯连梗带叶择洗干净，切成粗末。赤豆淘净放入砂锅内，加水煮至五成熟。

2. 投入淘净的玉米，共煮至将熟，倒入红薯叶粗末，改文火稍煮即可。

药膳功效

清热解毒，益气宽肠，消肿护肝，降低血糖，有利于各型糖尿病的防治。

兔肉汤

药膳配方

兔1只，生姜10克，小茴香10克，葱、盐、香油各少许，冷水适量。

制作程序

1. 将兔宰杀，去皮毛、爪、五脏，将肉切成块，加水熬成半黏稠状，去兔肉及骨。

2. 加入上述五味调料，煮沸即成。

药膳功效

补中益气、健脾、滋阴凉血。适用于阴虚火旺所致失眠、烦躁、口渴、糖尿病人消渴羸瘦、津少口渴等症。

南瓜绿豆汤

药膳配方

南瓜500克，绿豆250克，冷水适量。

制作程序

1. 绿豆放水内浸后投入锅内，加水煮至半熟。

2. 南瓜削皮去瓤，洗净，切块，倒锅内同绿豆一起煮熟即可。

药膳功效

补中益气，消炎止痛，降低血糖和血压，清热解毒，调治糖尿病。

银耳豆腐汤

药膳配方

银耳50克，豆腐250克，植物油、盐、味精各少许，冷水适量。

制作程序

1. 将银耳入温水泡后，洗净，撕小朵；豆腐用清水漂洗后，切成小块。

2. 将上述两料一起投入热油锅内，轻轻翻炒均匀。

3. 加适量水，改文火煮至银耳呈黏糊状，加盐、味精拌匀即成。

药膳功效

滋阴补虚，清热生津，润肺止咳。中老年Ⅱ型糖尿病患者常吃此汤，可有效控制病情。对糖尿病并发的高血压、高脂血症也有较好的防治作用。

黑木耳豆腐汤

药膳配方

黑木耳15克，豆腐400克，花椒2克，植物油、盐少许。

制作程序

1. 将豆腐用清水漂净，切成小方丁；黑木耳入水浸泡后去蒂洗净。

2. 把花椒投入热油锅内，随即放入黑木耳、豆腐稍煸，加水煮片刻，以盐调味即成。

药膳功效

补气养血，宽中益阳，调治冠心病，控制糖尿病病情。

黄瓜枸杞鸡蛋汤

药膳配方

鲜嫩黄瓜 250 克，枸杞 30 克，鸡蛋 1 只，盐适量，冷水适量。

制作程序

1. 将黄瓜洗净，纵剖两半，连瓤切成薄片，以少许盐腌渍。

2. 将鸡蛋磕入碗中，用筷子打散。

3. 锅内加水以武火煮沸，投入洗净的枸杞，续煮片刻，加黄瓜片，倒入鸡蛋汁，用勺划开，再煮数分钟，加盐调味即成。

药膳功效

养阴清热，利咽止渴，减肥降压，降低血糖，尤其宜于非胰岛素依赖型糖尿病患者服用。

泥鳅豆腐汤

药膳配方

活泥鳅 250 克，豆腐 350 克，东北大酱 50 克，高汤 200 克，大油 30 克，干红椒、姜末、葱末、蒜片、醋、酱油、盐、味精、料酒各适量。

制作程序

1. 将活泥鳅放在水盆内养两天，并且换水数次，使其将肚内的泥土、污物吐出；豆腐切成方块。

2. 将锅置于旺火，放入大油烧热，用葱末、姜末、蒜片炝锅，添入高汤，加入酱油、干红椒、盐、料酒、醋，炖半小时后晾凉，再放入泥鳅和豆腐块，盖上锅盖，开锅后焖 20 分钟左右，掀开锅盖放上味精即可。

药膳功效

补虚益阳，解毒，既治气虚阳虚引起的冠心病，还对糖尿病、泌尿系统感染等症有一定治疗功效。

玉须泥鳅汤

药膳配方

泥鳅 100 克，玉米须、猪小排骨各 50 克，鸡胸脯肉丝 50 克，姜、葱、盐、香油少许，沸水适量。

制作程序

1. 将泥鳅剪开腹部，洗净，用沸水汆过后捞起沥干。

2. 猪小排骨斩块，装入砂锅，上置泥鳅。

3. 放入姜、葱，加入适量沸水；玉米须用纱布扎紧，也置入砂锅内。

4. 用文火煲至五六成熟，放入鸡胸脯肉丝，继续煲至熟烂即可。食用时除去姜、葱、玉米须，加入盐、香油调味。

药膳功效

补中益肾，祛湿消渴，平肝清热，利尿祛湿。对糖尿病、泌尿系统感染、疔疮热毒、高血压、黄疸肝炎等症有一定疗效。

玉米须海带汤

药膳配方

玉米须 150 克，海带 30 克，冷水适量。

制作程序

1. 将海带放水中泡发，洗净，切细丝；玉米须漂洗干净，装入纱布袋内扎口。

2. 将上述两料一同放入砂锅内，加水以武火煮 30 分钟，取出玉米须袋即成。

药膳功效

抑制尿酸，利尿，降血糖、血压和血脂，促进胰岛素及肾上腺皮质激素的分泌。

芦笋鸡丝汤

药膳配方

芦笋 50 克，鸡胸肉 100 克，金针菇 50 克，豆苗 50 克，蛋白 2 个，鸡汤 1000 克，水淀粉 15 克，盐、味精、植物油、香油各适量。

制作程序

1. 将鸡胸肉切 12 厘米薄片，再切 2 厘米长的丝，用水淀粉、蛋白、盐拌腌半小时；芦笋洗净去皮，切成长段；金针菇去沙根，冲洗干净；豆苗择取嫩心，洗净。

2. 鸡肉丝先用开水烫熟，见肉丝散开即捞出沥干水分。

3. 鸡汤入锅，加肉丝、芦笋、金针菇同煮，待滚起加盐、味精、豆苗，开锅后淋入香油即可。

药膳功效

清热解毒，补虚止渴，养肾益肝，降低血糖，最宜肾阴亏虚型的糖尿病。

水鱼炖淮杞汤

药膳配方

水鱼 1 只，淮山药 20 克，枸杞 15 克，姜丝、植物油、盐各适量，冷水适量。

制作程序

1. 将水鱼宰好，洗净，留血备用；淮山药、枸杞分别洗净。

2. 上述用料及水鱼血，姜丝共置一炖锅，加水 3 碗，油盐调味，隔水炖 3 小时，去药渣及水鱼骨即可。

药膳功效

此汤为秋冬补品之一，全家大小均可食用，身体虚弱、常出淡汗、肺弱者可多饮，糖尿病患者可以一星期饮 3 次。本品补而不燥，能收消渴、滋阴补肾之效。

药膳功效

补益元气，摄血升阳，降低血糖，对治疗阴阳两虚型糖尿病有良好效果。

萝卜羊肾海带汤

药膳配方

白萝卜 250 克，羊肾 2 副，海带 15 克，淀粉、料酒、植物油、盐、味精、葱花、姜末各少许，冷水适量。

制作程序

1. 将羊肾剖开去臊腺，洗净，切薄片，用淀粉、料酒、味精、盐调汁抓荬；萝卜洗净，切成小块；海带泡发后洗净，切片。

2. 将姜末、葱花入热植物油锅内煸出香味，加水煮沸，放白萝卜煮 20 分钟，然后投入海带，续煮 10 分钟，再加羊肾拌匀，续煮 5 分钟，调味即成。

药膳功效

补肾气，益精髓。有助于改善糖尿病患者的骨质状况，纠正细胞内缺钙和对抗糖尿病并发肾病的发展，更适用于治疗阴虚阳浮型糖尿病。

羹类药膳 2 道

烩鳝羹

药膳配方

黄鳝 300 克，笋肉 100 克，猪瘦肉 50 克，香菇 20 克，鸡蛋 1 只，陈皮 5 克，生抽 15 克，湿淀粉 30 克，沙拉油 6 克，香油 3 克，盐 2 克，料酒 3 克，高汤 600 克，冷水适量。

制作程序

1. 香菇用温水泡发回软，去蒂，洗净，沥干水切丝；笋肉切丝；陈皮用冷水浸软，刮去瓤，洗净，切丝；鸡蛋打入碗中，用筷子搅匀备用。

2. 黄鳝摔昏，剖腹，去掉内脏，放入滚水中煲 10 分钟至熟，剔去骨，撕成细丝；猪瘦肉洗净，也切成丝。

3. 笋丝、肉丝先后放入滚水中氽烫一下，捞出沥干。

4. 炒锅热后，下入沙拉油烧热，加入高汤，放入香菇丝、笋丝、陈皮丝、鳝丝煮滚，下入生抽、盐、料酒调味，焖煮片刻后下入肉丝，浇入鸡蛋液拌匀，用湿淀粉勾芡，淋上香油，即可盛起食用。

药膳功效

补虚益阳，解毒，既治气虚阳虚引起的冠心病，又治糖尿病、泌尿系统感染等症。

蛤蜊黄鱼羹

药膳配方

黄鱼肉 100 克，蛤蜊 200 克，鸡蛋 1 只，熟火腿末 10 克，葱末 8 克，料酒 10 克，盐、味精各 2 克，湿淀粉 40 克，花生油 60 克，高汤 300 克，冷水适量。

制作程序

1. 黄鱼肉整理干净，切成方丁；蛤蜊放沸水锅里煮开壳，去壳取肉。

2. 鸡蛋打入碗中，用筷子搅散备用。

3. 炒锅置旺火上，下花生油 40 克烧热，下葱末爆香，放入黄鱼丁炒一下，加高汤、料酒、盐、味精烧沸。

4. 待鱼肉熟后下湿淀粉推匀，再淋入鸡蛋液，边淋边用勺推动呈丝状，加入剩余花生油略推，盛出装大汤盘内。

5. 锅内留少许卤汁，放入蛤蜊肉，置火上略煮后搅开，盛出浇在鱼羹面上，撒上火腿末即可。

药膳功效

清热解毒，凉血和血，止渴降压，降低血糖。

汁类药膳 4 道

海带果菜汁

药膳配方

海带 30 克，油菜 50 克，香菜 30 克，酸苹果 100 克，温开水 75 毫升，柠檬汁 10 克。

制作程序

1. 海带反复漂洗干净，用温开水浸泡 2 小时，捞出海带，取海带汁备用。

2. 苹果洗净后去核去皮，切成小块；油菜、香菜洗净，切成小段。

3. 将苹果块、油菜段、香菜段一起放入榨汁机中，榨取液汁。

4. 将海带汁与果菜汁混合均匀后，滴入柠檬汁，直接饮用即可。

药膳功效

消炎退热，补血润脾，降低血压，利尿降糖，可用于防治糖尿病。

海带柠檬汁

药膳配方

海带 200 克，柠檬 1 个，凉开水 80 毫升。

制作程序

1. 海带用水冲净，放入冷水中浸泡 4 小时，切成丝；柠檬去皮，果肉切块。

2. 将海带丝和柠檬块放入榨汁机中，加入凉开水后搅打成汁，倒入杯中即可饮用。

药膳功效

可调节钾钠平衡、降低血脂、降低血糖。

胡萝卜苦瓜汁

药膳配方

胡萝卜 1 根，苦瓜半根，凉开水 60 毫升。

制作程序

1. 胡萝卜洗净，苦瓜洗净去子，二者均切成块状。

2. 将胡萝卜块和苦瓜块放入榨汁机中，搅打成汁。

3. 将榨汁机中的菜汁倒入杯中，加凉开水拌匀即可。

药膳功效

利水，消肿，降低血糖。适宜小便不利、浮肿及糖尿病患者食用。

卷心菜洋葱汁

药膳配方

卷心菜 100 克，洋葱 2 个，红酒 10 克，凉开水 100 毫升。

制作程序

1. 卷心菜洗净，切成片；洋葱洗净，切成丁。

2. 将卷心菜片、洋葱丁放入榨汁机中，加入凉开水，一起搅打成汁。

3. 将菜汁倒入杯中，加入红酒调匀，直接饮用即可。

药膳功效

本方具有消炎抑菌、防癌抗癌、利尿止泻、降血糖、降血脂、降胆固醇、降血压、抗血小板凝聚、美容等功效。

酒类药膳 3 道

黄精酒

药膳配方

黄精、苍术各 500 克，侧柏叶、天门冬各 600 克，枸杞根 400 克，糯米 1250 克，酒曲 1200 克。

制作程序

1. 将前 5 味捣碎，置大砂锅内，加水煎至约 1000 毫升，待冷备用。（如无大砂锅，亦可分数次煎）

2. 将糯米淘净，蒸煮后沥半干，倒入净缸中，待冷药汁倒入缸中，加入酒曲（先研细末），搅拌均匀，加盖密封，置保温处。

3. 21 日后开封，压去糟，贮瓶备用。

服食方法

每次温服 10 ~ 25 毫升，每日早、晚各服 1 次。

药膳功效

益脾祛湿，润血燥，延年益寿。适用于面肢浮肿、发枯变白，肌肤干燥易痒，心烦急躁，少眠等症。

延年百岁酒

药膳配方

大熟地、紫丹参、北黄芪各 50 克，当归身、川续断、枸杞、龟板胶、鹿角胶各 30 克，北丽参（切片）、红花各 15 克，黑豆（炒香）100 克，苏木 10 克，米双酒 1500 毫升。

制作程序

将前 5 味研成粗粉，与余药（二胶先溶化）同置容器中，加入米双酒，密封，浸泡 1 ~ 3 个月后即可取用。

服食方法

每次服 10 ~ 15 毫升，每日早、晚各服 1 次。

药膳功效

滋肝肾，补精髓，延年益寿。主治肝肾不足所致的头晕目眩、须发早白、腰膝酸软等症。

人参荔枝酒

药膳配方

人参 13 克，荔枝肉 100 克，白酒 500 毫升。

制作程序

将前两味粗碎，置容器中，加入白酒，密封，浸泡7日后即可取用。

服食方法

每次服20毫升，日服2次。

药膳功效

大补元气，安神益智，延年益寿，主治体质虚弱、精神萎靡等症。

第十三章

延年益寿的药膳

老年人如何健康长寿，作为一个现实问题，已越来越引起全社会的关注。有专家研究证明，人类的自然寿命应在百岁以上。然而，由于人的生命受到诸如社会、环境、饮食、精神、疾病等诸多不利因素的影响，要达到百年寿命，在目前来说并不容易。但如果人们能意识到这一点而及早加以预防，延缓生命的进程，还是十分可能的。

饮食是维持生命的基本条件。要长寿，饮食就要有节制。《黄帝内经素问·痹论》曾指出："饮食自倍，肠胃乃伤。"《备急千金要方》亦说："饮食以时，饥饱适中。"二者都强调饮食要做到定时、定量，食不过饱，也不忍饥。另外，在饮食结构上，《黄帝内经素问·藏气法时论》还指出："五谷为养，五果为助，五畜为益，五菜为充，气味合而服之，以补精益气。"说的是食物种类要调和平衡，不可偏嗜，要多吃五谷杂粮，少进膏粱厚味，这是益寿保健之关键性要诀，也是延缓衰老的主要途径。

粥类药膳17道

兔肉粥

药膳配方

粳米、兔肉、荸荠各100克，水发香菇50克，盐2克，味精、胡椒粉各1克，大油10克，葱末3克，姜末2克，冷水1000毫升。

制作程序

1. 粳米淘洗干净，用冷水浸泡半小时，捞出，沥干水分。

2. 兔肉整理干净，切丁；荸荠去皮后切成小丁；香菇洗净，也切成小丁。

3. 锅中加入约1000毫升冷水，将粳米放入，用旺火烧沸后搅拌几下，加入兔肉、荸荠丁、香菇丁、盐、大油、葱末、姜末，改用小火慢慢熬煮，待粥浓稠时调入味精、胡椒粉，即可盛起食用。

药膳功效

本方可活络血气，滋暖五脏，提升免疫力，延年益寿。

浮小麦粥

药膳配方

粳米 100 克，浮小麦 50 克，冰糖 5 克，冷水 1000 毫升。

制作程序

1. 将浮小麦、粳米分别淘洗干净，用冷水浸泡半小时，捞出，沥干水分。

2. 锅中加入约 1000 毫升冷水，将浮小麦和粳米放入，用旺火煮沸，多搅拌几下，然后改用小火熬煮成粥。

3. 粥内加入少许冰糖，搅拌均匀，即可盛起食用。

药膳功效

滋肾、补气、止汗，最宜病后身体虚弱、年老体弱而自汗者服用。

小麦通草粥

药膳配方

小麦 100 克，通草 10 克，冰糖 15 克，冷水适量。

制作程序

1. 将小麦淘洗干净，用冷水浸泡发好，沥干水分备用。

2. 通草用干净纱布袋包好，扎紧袋口；冰糖打碎。

3. 取锅放入冷水、小麦、通草，先用旺火煮沸，再改用小火熬煮至粥成，去除通草后调入冰糖，即可盛起食用。

药膳功效

清热利尿，养心益肾，延年益寿。主治湿热不去、肾气渐伤、小便淋沥涩痛、身热、小腹胀满、老年人前列腺肥大等症。

银耳鸽蛋粥

药膳配方

荸荠粉 100 克，水发银耳 75 克，核桃仁 20 克，鸽蛋 5 个，白糖 20 克，冷水 1000 毫升。

制作程序

1. 将水发银耳择去根蒂，冲洗干净，撕成小朵，放入碗内，加入少许冷水，上笼蒸透取出。

2. 鸽蛋打入碗内，放入温水锅中煮成溏心蛋捞出。

3. 核桃仁用温水浸泡，撕去外衣。

4. 荸荠粉放入碗内，用冷开水调成糊。

5. 取锅加入约 1000 毫升水，加入银耳、核桃仁，倒入荸荠糊，调入白糖，用手勺搅匀，煮沸呈糊状时，再加入鸽蛋即成。

药膳功效

补肺、益肾。适用于虚劳羸瘦、老年体衰者，是常用的补益强身粥品。

榛子粥

药膳配方

粳米、榛子仁各 100 克，蜂蜜 8 克，冷水适量。

制作程序

1. 将榛子仁冲洗干净。

2. 粳米淘洗干净，用冷水浸泡半小时，捞出，沥干水分。

3. 取锅加入冷水、榛子仁、粳米，先用旺火煮沸，再改用小火熬煮至粥成，用蜂蜜调味即可。

药膳功效

具有补脾益气、止饥健身、延年益寿的作用，适宜病后体虚、运化失健、食欲不振、少气乏力者服用。

海参鸭肉粥

药膳配方

粳米、水发海参、鸭脯肉各 100 克，葱末 3 克，盐 2 克，大油 5 克，冷水适量。

制作程序

1. 将发好的海参清洗干净，切成细丁。

2. 鸭脯肉放入沸水锅内稍余捞出，切成丁。

3. 粳米淘洗干净，用冷水浸泡半小时，捞出，沥干水分。

4. 取锅加入冷水煮沸，加入粳米、海参丁、鸭肉丁，煮至肉熟粥成，再加入盐、葱末、大油调味，即可盛起食用。

药膳功效

调节神经系统，快速消除疲劳，延年益寿。

红枣海参淡菜粥

药膳配方

粳米 100 克，海参、淡菜各 50 克，红枣 10 颗，盐 2 克，味精 1 克，冷水 1000 毫升。

制作程序

1. 红枣洗净，去核，切片；淡菜洗净，切成小块。

2. 海参发透，切成颗粒状。

3. 粳米淘洗干净，用冷水浸泡半小时，捞出，沥干水分。

4. 锅中加入约 1000 毫升冷水，将粳米放入，用旺火烧沸，放入红枣、海参、淡菜，改用小火慢煮。

5. 待米烂粥稠时下入盐、味精调好味，再稍焖片刻，即可盛起食用。

药膳功效

补肾益精，养血润燥，延年益寿。

鸽肉粥

药膳配方

粳米 150 克，乳鸽 1 只，葱末 3 克，姜丝 2 克，盐 2 克，味精 1 克，料酒 5 克，胡椒粉 1 克，沙拉油 10 克，冷水 1500 毫升。

制作程序

1. 将乳鸽宰杀，用开水烫透，煺去毛，剖腹去内脏，冲洗干净，放入沸水锅内煮一下捞出，切成小块，放入碗内，加入少许盐、料酒拌腌。

2. 粳米淘洗干净，用冷水浸泡半小时，捞出，沥干水分。

3. 坐锅点火，放入沙拉油烧热，下鸽肉、葱末、姜丝煸炒，烹入料酒，起锅装入碗内。

4. 另取一锅，加入约 1500 毫升冷水，放入粳米，先用旺火煮沸后加入鸽肉，再改用小火熬煮成粥，最后加入盐、味精、胡椒粉搅匀即成。

药膳功效

补肝肾，益气填精，延年益寿。

辽参海鲜粥

药膳配方

粳米 100 克，辽参 1 只，大虾 2 只，鸳鸯贝 3 只，小鱼肚 20 克，油菜心 2 棵，姜末 3 克，盐 1 克，味精 1 克，料酒 2 克，白糖 1.5 克，高汤 300 克，冷水适量。

制作程序

1. 粳米洗净、用冷水浸泡好，放入锅中，加入约 1000 毫升冷水，用旺火烧沸，改用小火慢煮成稠粥。

2. 辽参、小鱼肚分别涨发回软，洗涤整理干净，切段。

3. 大虾去皮，挑除沙线，从背部剖刀，呈球状。

4. 鸳鸯贝、油菜心择洗干净，焯水烫透，备用。

5. 锅中加入高汤、姜末，上火煮沸，下入辽参、大虾、鸳鸯贝、小鱼肚及剩余调料，稍煮片刻，再下入稠粥、油菜心，用中火煮滚，拌匀，即可盛起食用。

药膳功效

补肾益精，养血润燥，延年益寿，特别对甲状腺疾病有很好的功效。

黑豆牡蛎粥

药膳配方

粳米、牡蛎肉各 100 克，黑豆 50 克，盐 2 克，香油 3 克，葱末 5 克，冷水 1500 毫升。

制作程序

1. 黑豆洗净，用冷水浸泡 2 ~ 3 小时，捞出，沥干水分；粳米洗净，浸泡半小时后捞起；牡蛎肉洗净，沥干备用。

2. 锅中加入约 1500 毫升冷水，将黑豆与粳米放入，先用旺火烧沸后加入牡蛎肉，搅拌数次，然后改用小火慢慢熬煮。

3. 见粥将成时下入盐，撒上葱末、淋上香油，即可盛起食用。

药膳功效

预防须发早白和脱落，延年益寿。

雪蛤人参粥

药膳配方

粳米 100 克，雪蛤 25 克，鲜人参 1 根，冰糖 50 克，温水适量，冷水 1000 毫升。

制作程序

1. 人参洗净，切薄片。

2. 雪蛤用温水泡发回软，洗净备用。

3. 粳米投洗净，浸泡半小时后捞出，沥干水分，放入锅中，加入约 1000 毫升冷水，先用旺火烧沸，再改用小火慢煮半小时。

4. 加入人参片及冰糖，搅拌均匀，煮 25 分钟，下入雪蛤，稍煮片刻，见米烂粥稠，出锅装碗即可。

药膳功效

开胃，理气，滋阴养颜，延年益寿。适用于面黄枯瘦，不思饮食，年老体弱，吐血，盗汗，女子性功能低下者服用。

茯苓黄芪粥

药膳配方

粳米 100 克，茯苓、黄芪各 20 克，冰糖 15 克，冷水 1000 毫升。

制作程序

1. 把茯苓烘干，打成细粉；黄芪洗净，切片。

2. 粳米淘洗干净，用冷水浸泡半小时，捞出，沥干水分。

3. 锅中加入约 1000 毫升冷水，将粳米、黄芪片放入，先用旺火烧沸，再用小火煮约 35 分钟，投入茯苓粉，再煮沸 5 分钟。

4. 下入冰糖调好味，再稍焖片刻，即可盛起食用。

药膳功效

补诸虚，益元气，壮脾胃，去肌热，排脓止痛，活血生血，益寿抗癌。

人参茯苓粥

药膳配方

粳米100克，人参10克，茯苓粉30克，鸡蛋清1个，盐1.5克，姜2片，冷水适量。

制作程序

1. 粳米淘洗干净，用冷水浸泡半小时，捞出，沥干水分。

2. 人参用温水浸泡后，切成薄片。

3. 取砂锅放入冷水，加入人参片、茯苓粉，浸泡约1小时，再加入粳米、姜片，上旺火煮沸，后改用小火煨煮至粥成，打入鸡蛋清搅匀，用盐调味即可。

药膳功效

补肾益精，养血润燥，延年益寿，特别对甲状腺疾病有很好的疗效。

墨菜粥

药膳配方

粳米、墨菜各100克，红糖20克，冷水适量。

制作程序

1. 将墨菜择洗干净，用开水略烫后捞出，切细。

2. 粳米淘洗干净，用冷水浸泡半小时，捞出，沥干水分。

3. 取锅加入冷水、粳米，先用旺火煮沸，再改小火熬煮，至半熟时加入墨菜，再续煮至粥成，加入红糖拌匀，即可盛起食用。

药膳功效

清热利尿，养心益肾，延年益寿。

南瓜大麦粥

药膳配方

大麦米150克，南瓜200克，红枣8颗，白糖60克，温水适量，冷水1500毫升。

制作程序

1. 大麦米洗净后，用温水浸泡2小时，捞出，沥干水分。

2. 南瓜去皮切丁；红枣洗净去核。

3. 锅中加入约1500毫升冷水，煮滚后放入大麦米，以旺火熬煮，然后加入红枣，改以小火煮至大麦米裂开。

4. 锅内加入南瓜丁，继续煮至大麦米熟透，加入白糖拌匀，即可盛起食用。

药膳功效

滋肾、补气、止汗，最宜病后身体虚弱、年老体弱而自汗者服用。

当归乌鸡粥

药膳配方

粳米 200 克，当归 30 克，净乌鸡 1 只，葱段 10 克，姜 2 片，盐 3 克，味精 2 克，料酒 12 克，冷水适量。

制作程序

1. 粳米淘洗干净，用冷水浸泡半小时，捞出，沥干水分。

2. 将当归用温水浸泡，清洗干净，用净纱布包好，扎紧袋口。

3. 乌鸡冲洗干净，放入开水锅内焯一下，捞出。

4. 取锅加入冷水、当归、乌鸡，加入葱段、姜片、料酒，先用旺火煮沸，再改用小火煨煮至汤浓鸡烂，捞出乌鸡，拣去当归、葱段、姜片，加入粳米，再用旺火煮开，改小火熬煮成粥。

5. 把鸡肉拆下撕碎，放入粥内，用盐、味精调味即可。

药膳功效

补肝肾，乌须发，美容颜，润肌肤。

人参鸡粥

药膳配方

粳米 150 克，高丽参 10 克，净嫩鸡 1 只，鸡肝 50 克，料酒、盐各 1 克，冷水适量。

制作程序

1. 将高丽参用水浸软，切成小片。

2. 粳米淘洗干净，用冷水浸泡半小时，捞出，沥干水分。

3. 净嫩鸡冲洗干净，用开水稍烫；鸡肝除去靠近苦胆的部位，用开水烫过，冲洗干净，大的切两半。

4. 取锅加入冷水、嫩鸡、料酒，先用旺火煮沸，再改用小火煮约 1 小时，制成清汤。把鸡捞出，拆下鸡肉，撕成鸡丝。

5. 把粳米放入鸡汤内，加入高丽参，煮至米粒开花时，加入鸡肝，待两三沸，放入鸡丝，加入盐调味，一滚即成。

药膳功效

本方可活络血气、滋暖五脏、提升免疫力、延年益寿。

汤类药膳 8 道

十全羊肉大补汤

药膳配方

羊肉 250 克，当归、川芎、甘草各 5 克，白芍、熟地、党参、白术、茯苓、黄耆各 9 克，肉桂 12 克，姜 3 片，盐少许，冷水适量。

制作程序

1. 将羊肉洗净，切成易入口的块状，备用；将上述 10 种药材滤洗干净，备用。

2. 将锅中的水煮沸后，放进羊肉、姜片和所有药材，以武火滚煮 20 分钟后再调文火煲煮 3 小时，至羊肉熟软加入盐调味即可。

药膳功效

活络血气，滋暖五脏，提升免疫力，延年益寿。可改善虚弱体质的手脚冰冷、脸色苍白等症状，对于男性遗精或女性痛经、月经不调也有很好的疗效。

注意事项

2～3 个月进补一次即足够。高血压和体质燥热者不宜经常食用此汤。行经期妇女禁食此汤。

猪皮麦冬胡萝卜汤

药膳配方

胡萝卜、麦冬各 50 克，猪皮 100 克，猪骨高汤、姜、盐各适量。

制作程序

1. 将麦冬以温水泡软；将猪皮洗净，切成长条状；将胡萝卜刷洗干净（连皮吃更营养），切成块状备用。

2. 将预先准备好的猪骨高汤倒入汤锅，加热煮沸后，将麦冬、胡萝卜、猪皮、老姜片一起放入汤里，文火炖煮约 1 小时。待猪皮与胡萝卜熟软后，加入少许盐调味即可。

药膳功效

润泽肌肤，抗衰老。可以帮助造血活血，促进新陈代谢，保护视力，防治夜盲症。

章鱼莲藕黑豆栗子汤

药膳配方

章鱼干 30，藕 200 克，黑豆 30 克，栗子肉、猪瘦肉各 100 克，姜 1 片，盐、冷水适量。

制作程序

1. 章鱼干用水浸软后，洗净；莲藕去皮，洗净后切块。

2. 黑豆洗净；栗子肉放入滚水内浸片刻，去衣后再洗干净。

3. 猪瘦肉洗净，汆烫后再冲洗干净。

4. 煲滚适量水，放入章鱼干、莲藕、黑豆、栗子肉、猪瘦肉和姜片，水滚后改文火煲约 2 小时，下盐调味即成。

药膳功效

预防须发早白和脱落，延年益寿。

党参首乌汤

药膳配方

何首乌、白术各 15 克，枸杞 25 克，麦冬、当归、西党参、茯苓、桂圆肉、黑枣各 20 克，陈皮、五味子、龙胆草、黄檗各 10 克，白糖 30 克，冷水适量。

制作程序

1. 将以上药物洗干净，放入瓦锅内，加水适量。

2. 瓦锅置武火上烧沸，再用文火煎煮 25 分钟，停火，过滤去渣，留汁液，在汁液内加入白糖搅匀即成。

药膳功效

补肝肾，生须发，延年益寿。脱发症患者饮用尤佳；中年气血虚弱、头发脱落者用此汤也会收到良好效果。

洋参雪梨鹌鹑汤

药膳配方

鹌鹑 6 只，雪梨 3 个，西洋参 15 克，川贝 15 克，杏仁 15 克，蜜枣 4 颗，香油、盐少许，冷水 3000 毫升。

制作程序

1. 鹌鹑宰杀干净后去其头、爪、内脏，每只斩成两边，用开水烫煮一下。

2. 雪梨洗净，每个切成 2 ~ 3 块，剜去梨心；其余用料分别淘洗干净。

3. 煲内放入 3000 毫升冷水烧至水开，放入以上用料，用中火煲 90 分钟后再用小火煲 90 分钟即可。

4. 煲好后，取出药渣，放香油、盐调味，咸淡随意。

药膳功效

补养肝肾，滋润乌发，延年益寿。本方适用于肝肾虚损、精血不足、须发早白、眩晕耳鸣、腰膝酸软、四肢乏力、血虚津亏之肠燥便秘、肝热目赤、高血压等病症。

何首乌黑豆汤

药膳配方

何首乌 20 克，黑豆 30 克，红枣 6 克，黑芝麻 30 克，冰糖 30 克，冷水适量。

制作程序

1. 何首乌、黑豆、红枣、黑芝麻、大米淘洗干净，去泥沙；冰糖捣碎。

2. 将何首乌、黑豆、黑芝麻、红枣同放锅内，加水适量，置武火上烧沸，再用文火煮 45 分钟，加入冰糖搅匀即成。

药膳功效

补肝肾，乌须发，美容颜，润肌肤。

何首乌猪爪汤

药膳配方

何首乌 20 克，猪爪 250 克，料酒 6 克，盐、味精各 4 克，姜、葱各 10 克，冷水适量。

制作程序

1. 何首乌洗净；猪爪洗净，切成 4 大块；姜切片，葱切段。

2. 将何首乌、猪爪、姜、葱、料酒同时放入炖锅内，加水适量，置武火上烧沸，再用文火炖煮 50 分钟，加入盐、味精调味即成。

药膳功效

治须发早白，可延年益寿。

抗衰老蔬菜汤

药膳配方

洋菇、草菇各 120 克，甜椒 1 个，胡萝卜 75 克，西红柿 2 个，西芹 150 克，西洋参 7 克，麦冬 7 克，红枣 10 颗，蒜 4 瓣，入香油、盐各少许，冷水适量。

制作程序

1. 甜椒洗净、去蒂，切成宽条状：胡萝卜去皮，切片；西芹洗净，切段；西红柿去蒂，洗净，切成 4 小块；洋菇、草菇洗净备用。

2. 锅中倒入适量水，放入前 10 种材料煮 20 分钟，关火，香油、盐调味即可。

药膳功效

增加血液含氧量，增强免疫力，防止衰老。

羹类药膳 9 道

鹌鹑松仁羹

药膳配方

鹌鹑 1 只，小米 100 克，松仁 20 克，姜 1 片，淀粉 6 克，蛋清 30 克，盐 3 克，香油 4 克，白糖、料酒各 2 克，高汤 300 克，植物油 10 克，冷水适量。

制作程序

1. 鹌鹑取出内脏，洗净，抹干水起肉，鹌鹑骨放入滚水中煮 5 分钟，取出洗净；鹌鹑肉切小粒，加入淀粉、蛋清、盐，搅匀成糊状。

2. 锅内加入适量冷水，放下鹌鹑骨、姜片煲滚，改用小火煲 1 小时，取汤备用。

3. 松仁放入热油中，用小火炸至金黄色时捞起；小米洗净，用汤匙碾碎成蓉。

4. 把小米蓉放入锅内，下入高汤煮滚，用白糖、料酒、盐调味，再加入鹌鹑肉粒和汤搅匀，待鹌鹑肉熟后，淋上香油，盛入汤碗内，撒下松仁即成。

药膳功效

益寿养颜，祛病强身，防癌抗癌。

首乌牛肉羹

药膳配方

何首乌 20 克，牛肉 200 克，黑豆 100 克，桂圆肉 10 颗，红枣 10 颗，盐 1.5 克，葱末 3 克，姜末 2 克，料酒 6 克，冷水适量。

制作程序

1. 将何首乌洗净，放汤锅中，加适量冷水，先用大火烧开，然后改小火慢煮。

2. 黑豆洗净，用温水浸透泡软；红枣及桂圆肉洗净，红枣去核。

3. 将牛肉洗净，切成大片放入锅中，加冷水煮开，除去浮沫，放入料酒，将何首乌水、黑豆、红枣、桂圆肉一起放入汤中煲 2 个小时，加盐、葱末、姜末调好味，即可盛起食用。

药膳功效

补肝肾，生须发，延年益寿。脱发症患者饮用尤佳；中老年气血虚弱、头发脱落者用此汤也会收到良好效果。

羊肉奶花羹

药膳配方

羊肉 150 克，牛奶 200 克，山药 75 克，淀粉 10 克，盐 2 克，姜 15 克，冷水适量。

制作程序

1. 羊肉洗净，切小块，放入碗中，加入淀粉、盐腌渍20分钟。

2. 山药刮洗干净，切成小薄片；姜洗净，切片。

3. 砂锅中加入适量冷水，放入羊肉块和姜，先用旺火烧沸，然后改用小火炖6小时。

4. 另取砂锅倒入羊肉汤1碗，加入山药片，煮烂，再倒入牛奶煮沸，盛入碗中，将炖好的羊肉放在面上即可。

药膳功效

补血益气，健脾，壮阳，补诸损，延年益寿。

蛇肉鱼肚羹

药膳配方

蛇肉200克，鸡肉80克，水发鱼肚60克，猪瘦肉50克，水发香菇、水发木耳各40克，姜50克，柠檬叶2块，陈皮1片，老抽10克，香油4克，盐2克，胡椒粉1.5克，香菜5克，菊花6朵，淀粉5克，高汤1000克，冷水适量。

制作程序

1. 请卖蛇人将蛇当场宰杀，去苦胆，然后自行去骨起肉，蛇骨熬汤，蛇肉煲熟，蛇肉待冷却后拆丝，放蛇骨汤内煮1小时。

2. 鸡肉、猪瘦肉、水发鱼肚、水发香菇、水发木耳及生姜均切丝；陈皮浸软，刮瓤，切丝。

3. 锅内加入高汤煮沸，把上步各料放入，煮1小时后捞起，放蛇汤内，与蛇肉同煲15分钟。

4. 蛇肉汤用盐调好味，再用老抽调至金黄色泽，并以淀粉加水勾芡，加入胡椒粉、柠檬叶、香油、菊花、香菜，搅拌均匀，即可盛起食用。

药膳功效

散寒祛湿，温筋通络，补血益气，延年益寿。

什锦海参羹

药膳配方

水发海参300克，虾仁、鸭肫、猪瘦肉各50克，水发香菇30克，笋花50克，火腿30克，丝瓜100克，姜1片，葱末15克，料酒8克，胡椒粉5克，湿淀粉25克，大油8克，香油10克，高汤1000克，盐、味精、冷水各适量。

制作程序

1. 先将水发海参清洗干净，切为指甲片大小，加入沸水锅内，用姜片、葱末、盐、料酒一起滚2分钟，倒入漏勺，拣去姜片、葱末不用。

2. 鸭肫、猪瘦肉、香菇、笋花、火腿、丝瓜均切成小片。

3. 锅置中火上，加开水600毫升，放进鸭肫片、猪瘦肉片，下适量湿淀粉拌匀勾芡，将香菇片、丝瓜片、笋花片同放锅内，稍煮一会，倒入漏勺中沥干水分。

4. 锅置旺火上，加入高汤，放入海参片、虾仁、盐、味精以及上步中食材，见汤稍滚时撇去浮沫，下入胡椒粉、火腿片，用湿淀粉勾稀芡，淋入大油、香油，即可盛起食用。

药膳功效

调节神经系统，快速消除疲劳，延年益寿。

鸡蓉菠菜羹

药膳配方

菠菜叶250克，鸡肉50克，鱼露3克，盐3克，味精2克，蛋清25克，湿淀粉30克，高汤600克，冷水适量。

制作程序

1. 将菠菜叶洗净，加入沸水锅中烫熟，用搅拌器加水打成菜蓉备用；鸡肉剁成蓉，加蛋清调和均匀。

2. 坐锅点火，加入高汤、味精和盐，下入菜蓉，待汤烧沸后用湿淀粉勾稀芡，盛入汤碗中。

3. 炒锅重新上火，加入高汤、鸡蓉、鱼露、味精调好味，待汤烧沸后用少许湿淀粉勾芡，搅拌均匀，汤成糊状时出锅，盛入有菜汁的汤碗上面，即可食用。

药膳功效

补五脏，益肝清肺，清热利湿，消积止泻，延年益寿。

红菱水鸭羹

药膳配方

水鸭肉、菱角肉各100克，香菇、丝瓜各25克，盐3克，味精1.5克，料酒6克，沙拉油5克，高汤500克，冷水适量。

制作程序

1. 香菇用温水泡发回软，去蒂，洗净，切丁；丝瓜去皮，切丁；火鸭肉、菱角肉也切成丁。

2. 炒锅入沙拉油烧热，烹入料酒，注入适量冷水烧沸，把各丁放入锅中煨熟，捞起，滤干水分，放在汤碗中。

3. 将高汤倒入锅中，用盐、味精调味，待微微煮滚，倒入汤碗里即成。

药膳功效

补肝肾，乌须发，美容颜，润肌肤。

参芪归姜羊肉羹

药膳配方

羊肉 300 克，党参、黄芪、当归各 20 克，料酒 5 克，味精 1.5 克，沙拉油 3 克，盐 2 克，香油 2 克，姜 15 克，湿淀粉 25 克，冷水适量。

制作程序

1. 将羊肉撕去筋膜，洗净，切成小块，调入料酒、沙拉油、盐，拌匀腌 10 分钟。

2. 当归、党参、黄芪、姜用干净的纱布袋包扎好，扎紧袋口。

3. 将羊肉块、药包放入砂锅中，加冷水适量，用旺火煮沸，改用小火炖至羊肉烂熟，去药包，用湿淀粉勾芡，加入味精，淋上香油，即可盛起食用。

药膳功效

补诸虚不足，益元气，壮脾胃，去肌热，排脓止痛，活血生血，益寿抗癌。

草果良姜羊肉羹

药膳配方

羊肉 250 克，白萝卜 1 根，草果 6 克，良姜 7 克，陈皮 5 克，荜拨 5 克，胡椒 5 克，葱白 3 根，盐 1.5 克，姜 1 块，冷水适量。

制作程序

1. 羊肉剔去筋膜，洗净后放入沸水锅内，汆去血水，捞出后用冷水漂洗干净，切成小丁。

2. 萝卜洗净，切成薄片；草果、陈皮、良姜、荜拨用纱布袋装好，扎紧袋口；胡椒、姜洗净拍破；葱白切成段。

3. 砂锅洗净，将羊肉丁、纱布袋放入，加葱段、萝卜片、姜块和冷水适量，用旺火烧沸，撇去浮沫，转用小火熬 2～3 小时至羊肉酥烂，捞出药袋、葱段、姜块，用盐调好味，即可盛起食用。

药膳功效

祛风，健胃，消食顺气，补肾壮阳，延年益寿。

汁类药膳 6 道

山药牛蒡汁

药膳配方

牛蒡、山药各 100 克，苹果 1 个，柠檬 1/2 个，凉开水 100 毫升。

制作程序

1. 将牛蒡和山药洗净，切成小块；苹果去皮去核，也切成小块；柠檬去皮，果肉切块备用。

2. 将上述蔬果全部放入榨汁机内，搅打成汁。

3. 将滤净的菜汁倒入杯中，加凉开水，拌匀即可。

药膳功效

补益脾胃，强肾利尿，促进新陈代谢，延年益寿，适用于脑血管疾病等症。

白萝卜梨汁

药膳配方

小白萝卜 1 个，梨半个，冰糖 15 克，冷水适量。

制作程序

1. 小白萝卜洗净，切成细丝；梨去皮，切成薄片备用。

2. 坐锅点火，加入适量冷水，将白萝卜丝倒入锅内烧沸，然后用小火炖煮 10 分钟，下入冰糖调匀，加入梨片再煮 5 分钟。

3. 待汤汁冷却后，捞出梨片和萝卜丝，将汤汁用小漏勺过滤至碗中，直接饮用即可。

药膳功效

滋阴润肺，益气安神，延年益寿。

土豆莲藕汁

药膳配方

土豆 1 个，莲藕 100 克，蜂蜜 15 克，冰块 2 块，凉开水 50 毫升。

制作程序

1. 土豆洗净，去皮，与莲藕一同下沸水锅内，煮熟，均切成小块。

2. 将土豆块和莲藕块放入榨汁机中，榨取汁液。

3. 将土豆莲藕汁倒入杯中，加入冰块和凉开水拌匀，放入蜂蜜调味即可。

药膳功效

润燥强肾，促进消化，补血益气，延年益寿。

南瓜牛奶汁

药膳配方

南瓜 200 克，牛奶 250 克，白糖 10 克。

制作程序

1. 南瓜去皮去子，切成小块，放入沸水锅中，煮熟备用。

2. 把煮熟的南瓜放入榨汁机中，加入牛奶搅打均匀。

3. 将南瓜汁滤净，倒入杯中，加白糖，拌匀即可。

药膳功效

补中益气、健脾暖胃、消炎止痛、解毒杀虫、养肝明目、延年益寿。

白萝卜油菜奶汁

药膳配方

油菜 4 棵，白萝卜半根，牛奶 150 克，蜂蜜 15 克。

制作程序

1. 油菜洗净，去根，切成段；白萝卜洗净，切成块。

2. 将白萝卜与油菜一同放入榨汁机中，搅拌成汁。

3. 把白萝卜油菜汁倒入杯中，加入牛奶和蜂蜜，调匀即可。

药膳功效

补血益气，健脾开胃，延年益寿。

核桃牛奶饮

药膳配方

核桃仁 30 克，山楂 20 克，杏仁 15 克，冷水适量，牛奶 250 克，冰糖 10 克。

制作程序

1. 核桃仁洗净，压碎，磨成浆备用；山楂洗净，去核，切片；杏仁打成粉末；冰糖打碎。

2. 把牛奶放入炖锅内，加入核桃仁浆、山楂片、杏仁粉、冰糖屑，置中火上烧沸，然后用小火炖煮 20 分钟，倒入杯中，待稍凉时即可饮用。

药膳功效

补血补钙，健脾开胃，益智，润肠，养颜，延年益寿。

茶类药膳 8 道

返老还童茶

药膳配方

槐角 18 克，何首乌 30 克，冬瓜皮 18 克，山楂肉 15 克，乌龙茶 3 克，冷水适量。

制作程序

前四味药用冷水煎，去渣，加入乌龙茶，蒸沸，作茶饮。

药膳功效

本方具有安神健脑、提高免疫力、延年益寿的作用。

绿茶单方

药膳配方

绿茶适量。

服食方法

经常用沸水冲饮，不限量。

药膳功效

本方具有清心安神、延年益寿的作用。

乌发茶

药膳配方

黑芝麻 500 克，核桃仁 200 克，白糖 200 克，茶适量。

制作程序

黑芝麻、核桃仁同拍碎，糖熔化后拌入，放凉收贮。

服食方法

每次取芝麻核桃糖 10 克，用茶冲服。

药膳功效

本方能够益气健脾、利水消肿，常食可延年益寿。

八仙茶

药膳配方

细茶 500 克，净芝麻 375 克，净花椒 75 克，净小茴香 150 克，泡干白姜、炒白盐各 30 克，粳米、黄粟米、黄豆、赤小豆、绿豆各 750 克，白面适量，胡桃仁、南枣、松子仁、白糖少许。

制作程序

将药研成细末，和合一处，白面炒黄熟，与前 11 味拌匀，瓷罐收贮，胡桃仁、南枣、松子仁、白砂糖等随口味加入。

服食方法

每次取 3 匙，白开水冲服。

药膳功效

本方能够补血益气、延年益寿。

五味茶

药膳配方

茶叶 6 克，黄芪、枸杞、五味子、红枣各 20 克，人参 5 克，茶叶适量。

制作程序

将后 5 味药共研成粗末，混匀，每次取 20 克，加茶叶 1.5 克，以沸水冲泡服饮，也可加水略煎服用。

服食方法

每日服用 1 剂。

药膳功效

本方能够补血益气、养颜润肤、延年益寿。

覆盆子绿茶

药膳配方

绿茶1份，覆盆子2份（研末）。

服食方法

开水冲泡，代茶服饮。

药膳功效

本方能够补血益气、强身健体、延年益寿。

芝麻花茶

药膳配方

茶叶、茉莉花、芝麻、生姜、花生仁、香油各适量。

制作程序

将芝麻用香油炸黄，花生仁炒熟。各种用料共置臼内，捣成碎末，收贮。

服食方法

每次取1大匙，以沸水冲泡，即可服用。

药膳功效

本方能够补血益气、调理肠胃、延年益寿。

灵芝茶

药膳配方

灵芝草10克，绿茶少许。

制作程序

灵芝草切薄片，用沸水冲泡，加绿茶饮用。

药膳功效

本方能够益气健脾、滋阴壮阳，常食可延年益寿。

蜂产品药膳5道

莲蜜粥

药膳配方

蜂蜜50克，莲花5朵，糯米100克，冷水适量。

制作程序

将糯米洗净，加适量水熬煮成粥，待粥将熟时加入蜂蜜及用水漂洗净的莲花，稍煮即可。

服食方法

日服 1 次，每次 5～10 克。

药膳功效

本方具有清心安神、延年益寿的作用。

黑芝麻蜜泥

药膳配方

蜂蜜 200 克，黑芝麻 500 克。

制作程序

将黑芝麻略炒后捣成泥状，拌入蜂蜜。

服食方法

每日晨起取 2 匙，用温开水冲化服下。

药膳功效

本方能够补血益气、延年益寿。

蜂王浆芹菜汁

药膳配方

蜂王浆 2 克，蜂蜜 50 克，鲜芹菜汁 200 克。

制作程序

将蜂王浆加少许温开水，研磨，加入蜂蜜调匀，再加入芹菜汁，拌匀即成。

服食方法

日服 1 次，每次 15～30 克。

药膳功效

本方能够益气健脾、利水消肿，常食可延年益寿。

玫瑰桑葚蜜

药膳配方

蜂蜜 1500 克，鲜桑葚 1000 克，玫瑰花瓣 5 克。

制作程序

取不易结晶的蜂蜜放入玻璃瓶或瓷坛里，将桑葚和玫瑰花瓣放入，拌匀，密封，放阴凉洁净处发酵半年以上，用纱布过滤去渣后即可服用。

服食方法

每日清晨口服 15～25 克。

药膳功效

本方能够补血益气、养颜润肤、延年益寿。

人参蜜汁

药膳配方

蜂蜜、人参各 500 克，冷水适量。

制作程序

将人参加水煎煮，取汁液 3 次，合并煎液，再慢火浓缩成稠汁，加入蜂蜜，搅拌均匀，装瓶。

服食方法

日服 2 次，每次 15~30 克，温开水送服。

药膳功效

本方能够补血益气、强身健体、延年益寿。